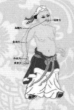

王荣华 主编

对症刮痧，「痧」出病自祛，助你四季保健康。

「怎么刮不生病
生了病怎么刮」

U0189116

中国科学技术出版社

·北 京·

图书在版编目（CIP）数据

怎么刮不生病生了病怎么刮 / 土荣华主编 . -- 北京：中国科学技术出版社，2018.8

ISBN 978-7-5046-8013-6

Ⅰ . ①怎… Ⅱ . ①土… Ⅲ . ①刮搓疗法 Ⅳ . ① R244.4

中国版本图书馆 CIP 数据核字（2018）第 070153 号

策划编辑	崔晓荣
责任编辑	崔晓荣　高磊
装帧设计	北京明信弘德文化发展有限公司
责任校对	杨京华
责任印制	马宇晨

出　　版	中国科学技术出版社
发　　行	中国科学技术出版社发行部
地　　址	北京市海淀区中关村南大街16号
邮　　编	100081
发行电话	010-62173865
传　　真	010-62179148
网　　址	http://www.cspbooks.com.cn

开　　本	720mm×1000mm　　1/16
字　　数	220千字
印　　张	17.5
版　　次	2018年8月第1版
印　　次	2018年8月第1次印刷
印　　刷	北京盛通印刷股份有限公司
书　　号	ISBN 978-7-5046-8013-6/R • 2230
定　　价	46.00元

（凡购买本社图书，如有缺页、倒页、脱页者，本社发行部负责调换）

内容提要

　　本书首先介绍了刮痧的医理、顺序、手法和禁忌；其次在养生方面，立足以怎么刮不生病收录了气虚、阳虚、阴虚、气郁、血瘀、痰湿等不同体质的刮痧调理之法，并对亚健康的失眠健忘、盗汗、食欲不振、手脚冰凉、腰腿痛、心慌气短、眼疲劳等亚健康状态全身对应部位的刮痧调理方法分别予以叙述，此外还对美白、瘦身等进行刮痧的方法做了介绍；对于生了病怎么刮收录了常见的内科、外科、男科、妇科、儿科、五官科、皮肤科等病症的刮痧疗法。特点是养生保健、治病兼顾。是普通大众进行刮痧调理养生防病治病的好帮手。

编委会

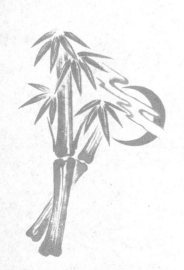

在我们的身体中，遍布着700多个穴位，这些穴位就像藏在人体中的妙药，在特定的穴位上刮一刮，如同转动一把钥匙，为我们打开健康之门。在了解穴位常识的基础上进行刮痧治疗，不仅可以强身健体，预防疾病，还可以在我们有病的时候，调治疾病，使疾病化大为小，甚至化小为无。

刮痧是以中医经络腧穴理论为指导，通过特制的刮痧器具和相应的手法，蘸取一定的介质，在体表进行反复刮动、摩擦，使皮肤局部出现"出痧"变化，从而达到活血透痧的作用。因其简、便、廉、效的特点，临床应用广泛，适合医疗及家庭保健。还可配合针灸、拔罐、刺络放血等疗法使用，加强活血化瘀、驱邪排毒的效果。

每个人都有自己的个性，穴位也是如此，不同穴位有着不同的功效。但无论如何，只要对症刮痧，就可以起到养生保健的作用。试想，如果我们能像熟悉亲人一样，去了解这些遍布周身的穴位，那么，它们也一定会给我们亲人般的关怀，尽心尽力地呵护我们的健康。

正是基于刮痧保健治病的实用性、便捷的操作性和治疗的有效性，还有就是人们对于养生的困惑，我们潜心于博大精深的中医文化，精心编写了这本《怎么刮不生病　生了病怎么刮》。本书分上下两篇，上篇主要介绍了刮痧常识、不同体质怎么刮痧、亚健康怎么刮痧、塑身减肥怎么刮及美容养颜怎么刮；下篇重点介绍了常见病的刮痧方法。本书不仅内容翔实，语言通俗，而且还配有大量的穴位图，在您需要刮痧保健、对症治疗时，只要依图所示进行拔罐，就能收到满意的功效。

当然，中医学是一门博大精深的学科，仅凭一本书远远不能让你达到精通的程度，但这些初步的刮痧知识在日常生活中使用，已经能够让您和家人、朋友受益匪浅。

将健康、美丽掌握在自己手中，好身体由刮痧开始！

编　者

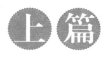

未病先防，怎么刮不生病

第一章　刮痧常识宜先知

·······················003

第一节　刮痧功效 ·················· 004

活血祛瘀，疏通气血 ·················· 004

调治脏腑，平衡阴阳 ·················· 005

舒筋通络，缓解疼痛 ·················· 007

排除毒素，调理脏腑 ·················· 008

提高免疫力，调整肠运动 ·················· 010

第二节　刮痧特点、痧象及阳性反应 ·················· 012

了解刮痧疗疾的5大特点 ·················· 012

了解刮痧的奥妙 ·················· 016

认识刮痧的阳性反应 ·················· 019

痧象和阳性反应传递的健康信息 ·················· 020

第三节　刮痧准备 ·················· 023

刮痧板是刮痧的主要工具 ·················· 023

刮痧前要准备润滑剂 ·················· 025

准备一条纯棉的干净毛巾 ·················· 027

第四节　刮痧体位、方法及步骤 ·············· 028

掌握刮痧体位 ·············· 028

角揉法：用刮痧板厚棱角做旋转运动 ·············· 030

边揉法：用刮痧板厚边做左右或旋转动作 ·············· 031

角推法：用刮痧板厚边棱角做直线推移 ·············· 032

按法：用刮痧板厚边棱角面侧为着力点 ·············· 033

点法：用刮痧板棱角为着力点 ·············· 033

拍法：以刮痧板面拍击施治部位 ·············· 034

徒手法：用手代替刮痧板来施治 ·············· 035

牢记刮痧的6个步骤 ·············· 038

第五节　刮痧顺序及应用 ·············· 041

头部刮痧：以百会穴为中心，呈放射状 ·············· 041

面部刮痧：前额两颧下颌，自上而下 ·············· 042

颈部刮痧：正中到两侧肩上，向外扩散 ·············· 044

背颈刮痧：从正中到两侧，依次进行 ·············· 045

胸部刮痧：以任脉为中心，由上而下 ·············· 046

腹部刮痧：腹部正中到两侧，由里向外 ·············· 046

膝关节刮痧：膝眼到委中，从前向后 ·············· 047

四肢刮痧：上肢下肢，内侧外侧各不同 ·············· 049

第六节　刮痧的注意事项 ·············· 051

刮痧的禁忌人群 ·············· 051

谨记刮痧的要点 ·············· 052

刮痧后不宜立即洗浴 ·············· 053

晕刮怎么处理 ·············· 054

刮拭后有什么反应 ·············· 055

刮痧补泻有讲究 ·············· 056

怎么刮不生病　生了病怎么刮

第二章 亚健康怎么刮

···059

第一节　眼部疲劳怎么刮 ·····································060

头部：刮拭风池穴，消除眼部疲劳 ··················060

面部：刮拭睛明等穴，防眼疾解疲劳 ··············061

第二节　失眠健忘怎么刮 ·····································062

头部：前后发际刮拭，防止大脑退化 ··············062

背部：刮拭膏肓、志室等穴，改善失眠健忘 ······063

两经：刮拭心包经、心经，让你睡得香 ··········063

两穴：刮按内关、神门等穴，增血供氧 ··········064

第三节　食欲缺乏怎么刮 ·····································065

腹部：刮拭中脘穴，脾胃好、胃口好 ··············065

脾胃体表反射区：刮到毛孔张开吃嘛嘛香 ········066

下肢：刮拭足三里等穴，缓解食欲缺乏 ··········066

背部：刮拭脾俞、胃俞穴，开老人胃口 ··········067

第四节　盗汗自汗怎么刮 ·····································068

背部：拉长刮拭面，从上向下综合刮拭 ··········068

腰胸部：刮拭膻中、肾俞穴，防汗液外泄 ········069

四肢：刮拭曲池等穴，调节睡眠不佳盗汗 ········070

第五节　手脚冰凉怎么刮 ·····································072

上肢：刮拭手掌及手指，行气暖身 ··················072

下肢：刮拭脚掌及脚趾，不再怕冷 ··················072

第六节　腰腿疼痛怎么刮 ·· 074

腰部：刮拭命门等穴，利腰脊去疼痛 ····················· 074

下肢：拍打委中等穴，有效缓解下肢疼痛 ·················· 075

膝关节经穴：从上向下刮拭，改善下肢酸痛 ················ 076

第七节　心慌气短怎么刮 ·· 077

背部：刮拭心俞等穴，宽胸理气 ························· 077

胸腹部：刮拭膻中等穴，气机顺畅好宽心 ·················· 078

上肢：刮拭肘窝经穴，疏通血脉护心脏 ·················· 078

第三章　根据体质来刮痧
·· 081

第一节　阴虚怎么刮 ·· 082

体质特点：手心热，睡眠差，视物花 ····················· 082

刮拭总则：刮拭心俞穴，清泻虚热 ······················· 082

背部：从上到下刮拭"三俞穴"进补 ······················ 083

腹部：刮拭气海等穴，理气养血调阴阳 ···················· 084

下肢：刮拭血海、三阴交穴，阴不虚体自康 ················ 085

注意事项：如果皮肤感染等，刮痧应避开 ·················· 086

第二节　阳虚怎么刮 ·· 087

体质特点：疲乏畏寒多阳虚 ····························· 087

刮拭总则：刮拭肾俞穴，提升阳气 ······················· 087

背部：刮拭大椎、命门等穴，让你"阳气十足" ·············· 089

腹部：刮拭气海等穴，阳气不虚身体倍儿棒 ················ 089

怎么刮不生病　生了病怎么刮

下肢：刮拭足三里、涌泉穴，阳不虚身体棒 ………………… 090

注意事项：切不可盲目追求将痧全出透 ………………… 091

第三节　气虚怎么刮 ………………………………………… 093

体质特点：肌肉松软多气虚 ………………………………… 093

刮拭总则：刮拭肺俞穴，补虚益气 ………………………… 094

背部：刮拭志室及俞穴，缓解气虚疲乏 …………………… 094

腹部：从任脉到胃经，调理胃肠不气虚 …………………… 095

下肢：刮拭足三里等穴，强肾健脾补气虚 ………………… 096

注意事项：力度适中，多应用补法刮拭 …………………… 097

第四节　气郁怎么刮 ………………………………………… 099

体质特点：胸胀易怒，让你"气不顺" …………………… 099

刮拭总则：刮拭肝俞穴，疏肝解郁 ………………………… 100

背部：肝俞穴、胆俞穴，"肝胆相照"调气郁 …………… 101

胸部：刮拭胸部两侧及膻中穴，气顺心畅 ………………… 101

下肢：刮拭足三里、大敦等穴，疏肝解郁 ………………… 102

注意事项：从上至下，刮痧方向是关键 …………………… 103

第五节　痰湿怎么刮 ………………………………………… 105

体质特点：胸闷、多汗，都是痰湿惹的祸 ………………… 105

刮拭总则：刮拭脾俞穴，健脾利湿 ………………………… 106

背部：刮拭"三俞穴"，出痰祛湿显奇效 ………………… 107

胸腹：刮拭中府、上脘等穴，痰湿不侵 …………………… 107

注意事项：刮走痰湿，健脾是关键 ………………………… 108

第六节　血瘀怎么刮 ………………………………………… 110

体质特点：瘀斑、疼痛，血瘀面子不好看 ………………… 110

刮拭总则：刮拭天宗穴，活血祛瘀 ················ 111

背部：刮拭大椎等穴，气血不瘀体畅通 ············ 112

胸部：刮拭膻中至中庭，血瘀悄然去无踪 ·········· 112

四肢：刮拭曲池等穴，解决血瘀就地取材 ·········· 113

注意事项：血瘀体质，以通为要务 ················ 114

第四章 塑身减肥怎么刮

···················· 117

第一节　瘦腰怎么刮 ·························· 118

腹部：刮拭带脉穴，塑出你的动人腰线 ············ 118

腰背部：刮拭脾俞等穴，芊芊细腰亮出来 ·········· 119

下肢：刮拭居髎穴，消除腰臀部赘肉 ·············· 119

第二节　瘦腹怎么刮 ·························· 121

腹部：顺时针方向刮拭去除"大肚腩" ············· 121

背部：刮拭肾俞穴，肌肉不松瘦下来 ·············· 122

下肢：刮拭丰隆穴，控制食欲好减肥 ·············· 122

第三节　瘦腿怎么刮 ·························· 124

胸腹：刮除痰湿，补气养虚，防止"腿粗体胖" ····· 124

腿部：刮拭伏兔等穴，紧致肌肉，消除"大象腿" ··· 125

下肢：刮拭委中等穴，去除赘肉"亭亭玉立" ······· 126

第四节　瘦肩臂怎么刮 ························ 128

刮拭肩上、肩前、上肢内侧，秀肩亮出来 ·········· 128

刮拭肩后、腋下、上肢外侧，瘦臂亮出来 ·········· 128

肩胛部：刮拭天宗等穴，圆润双肩瘦手臂 …………… 129

第五节　美臀怎么刮 ………………………………………… 130

腰部：刮拭腰眼穴，助你提臀、美臀 ……………… 130

腿部：刮拭承扶穴，提拉肌肉，紧致臀部 ………… 131

臀部：刮拭环跳穴，还你紧实、上翘臀部 ………… 131

第六节　丰胸怎么刮 ………………………………………… 133

胸部：刮拭膻中、天溪等穴，通气血升罩杯 ……… 133

肩部：刮拭肩井穴，让你罩杯日渐升级 …………… 134

下肢：刮拭足三里穴，消除"飞机场" …………… 134

乳四穴：刮拭乳头四周，丰胸"就地取材" ……… 135

第五章　美容养颜怎么刮

…………………………………………………… 137

第一节　美白怎么刮 ………………………………………… 138

脸部：排除阳毒，生发阳气不做"黄脸婆" ……… 138

背部：血瘀为斑，刮拭活血做"无瑕美人" ……… 139

第二节　祛皱怎么刮 ………………………………………… 140

眉眼间：刮拭眉间心肺区，补养心肺并祛皱 ……… 140

眼角：刮拭太阳、瞳子髎穴，抚平眼尾小细纹 …… 140

额头：刮拭百会、阳白穴，淡化额头小细纹 ……… 141

颈背部：刮拭天柱等穴，颈纹不再泄露年龄 ……… 142

第三节　祛眼袋怎么刮 ……………………………………… 143

面部：刮痧祛眼袋，这样配穴最管用 ……………… 143

腹部：消除眼袋，面子问题从腹部刮起 ………………… 144

第四节　祛黄褐斑怎么刮 ………………………………… 145

刮拭面部及黄褐斑部位，消除瘀血斑痕 ………………… 145

背部：刮拭"三俞穴"，调节脏腑，淡化黄褐斑 ……… 146

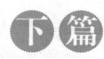

下 篇
既病防变，生了病怎么刮

第六章　调治内科病怎么刮

………………………………………………… 149

感　冒 ……………………………………………… 150

失　眠 ……………………………………………… 152

咳　嗽 ……………………………………………… 154

头　痛 ……………………………………………… 156

贫　血 ……………………………………………… 160

高血压 ……………………………………………… 162

低血压 ……………………………………………… 164

高脂血症 …………………………………………… 166

糖尿病 ……………………………………………… 168

肥胖症 ……………………………………………… 170

便　秘 ……………………………………………… 172

第七章 **调治外科病怎么刮**

....175

痔 疮 176

颈椎病 178

肩周炎 180

腰 痛 182

足跟痛 184

第八章 **调治妇科病怎么刮**

....187

月经不调 188

痛 经 190

闭 经 192

盆腔炎 194

外阴瘙痒 196

功能性子宫出血 198

围绝经期综合征 200

第九章 **调治男科病怎么刮**

....203

阳 痿 204

早 泄 206

遗 精 208

前列腺炎 210

男性更年期综合征 212

第十章 调治儿科病怎么刮

....215

小儿腹泻 216

小儿厌食症 218

小儿便秘 220

小儿遗尿 222

小儿惊厥 224

第十一章 调治五官科病怎么刮

....227

沙 眼 228

青光眼 230

目赤肿痛 232

鼻 炎 234

鼻窦炎 236

咽喉肿痛 238

耳 鸣 240

牙 痛 242

龋 齿 244

第十二章 调治皮肤病怎么刮

....247

痤 疮 248

酒渣鼻 ·························· 250

银屑病 ·························· 252

皮肤瘙痒症 ······················ 254

荨麻疹 ·························· 256

带状疱疹 ························ 258

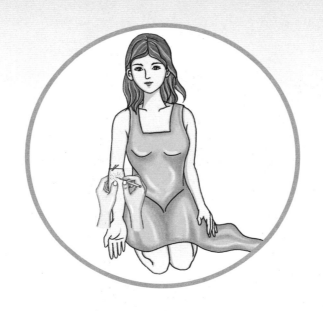

上篇　未病先防，怎么刮不生病

　　《黄帝内经》中说："不治已病治未病，不治已乱治未乱。"说的是疾病重在预防。刮痧是使用对人体有益无害的中性刮痧板，对各个穴位与经络进行合乎气血运行的刮拭，通过开张毛孔，刺激穴位，达到代瘀、祛邪、保健的疗效。

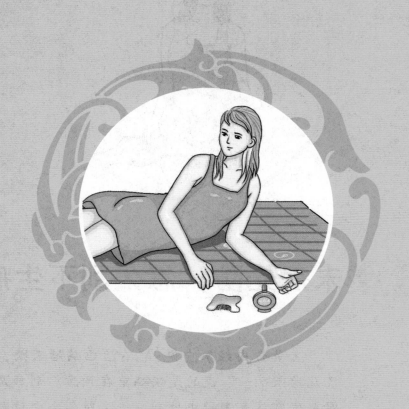

第一章

刮痧常识宜先知

　　刮痧是有病治病、无病强身的中医传统养生方法。但到底该刮哪里才能事半功倍，又该如何刮才能防治兼收呢？故此，掌握一些科学实用的刮痧常识，让自己在刮痧的实践过程中手到病除，成为崇尚绿色保健的必要储备。

利用刮痧器具刮拭经络穴位，通过良性刺激，充分发挥营卫之气的作用，使经络穴位处充血，改善局部微循环，起到祛除邪气、疏通经络、祛风散寒、活血化瘀、消肿止痛的作用，以增强机体自身潜在的抗病能力和免疫机能，从而达到扶正祛邪、防病治病的作用。

活血祛瘀，疏通气血

中医学认为，经络气血"不通则痛"，气血瘀滞是引发疼痛性病症的重要原因，通常引起的症状或疾病有头痛、颈肩腰腿痛、胃肠痉挛性疼痛、神经痛等各种疼痛性病症；气滞血瘀还可以引起头晕目眩、疲乏无力、气短胸闷、痤疮、黄褐斑、面色萎黄或晦暗等各种亚健康症状。它是在提醒我们：该对自己的身体好一点了。

此时，活血祛瘀、疏通气血是当务之急。刮痧可调节肌肉的收缩和舒张，使组织间压力得到调节，以促进刮拭组织周围的血液循环。增加组织流量，从而起到活血化瘀、祛瘀生新的作用。

经常刮拭脚底板有助于促进脚腿的血液循环，因为脚底是人体末梢神经聚集的地方。每天晚上睡觉前以脚掌为中心，有节奏地进行刮拭，以稍有疼痛感为度，每只脚100次左右，约需2分钟。此方法可以消除一天的疲劳，促进全身血液循环，使内脏排毒功能增强，体内血管的排泄功能畅通无阻，加快燃脂速度。也可以经常刮脊柱两侧，因为脊柱两侧的经络与五脏六腑的关系密切，刮痧时刺激了这些穴位，能使周身的气血畅通，促使淤积于体内的暑、寒、湿气得到散发，故可治病强身。

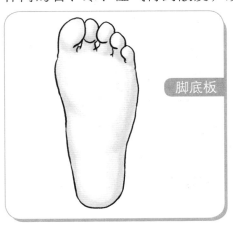
脚底板

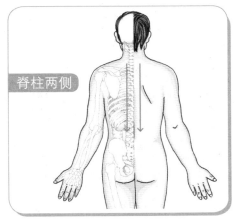
脊柱两侧

刮痧方法：让患者伏于椅背，或俯卧于床，将欲刮之处先洗净，用光边瓷器（如瓷汤匙），蘸适量香油或刮痧油沿颈部与脊柱两侧从上到下慢慢地刮，再从脊柱沿背部的肋间对称向两边刮，直至皮肤出现紫红痧点，患者症状缓解、舒松为止。

"血脉通则百病消"，只有当血脉畅通，才有利于全身经络的通畅，有了充足的血脉和畅通的经络，人体的脏腑才能得到更好的濡养，从而使身体强健起来。

 调治脏腑，平衡阴阳

"阴平阳秘，精神乃治。"中医十分强调机体阴阳关系的平衡。阴阳双方保持动态平衡，才能使人精神旺盛，生命活动正常。而阴阳失衡也是身体生病的根本原因，就好像一个人走在平衡木上，左边下降或右边下降，人都会从平衡木上掉下来。人生病跟从平衡木上掉下来是一个道理。人在冬天要穿上厚厚的衣服用来保暖，让阳气上升来对抗冬天的阴气。但是如果冬天不穿厚衣服，还跟夏天一样穿单衣，那么人就要生病了。

世间万物都有阴阳之分。植物生长的时候，水太多了就会阴气太盛，水太少就会阳气太盛。太阴或者太阳都不好，只有阴阳平衡植物才能更好地存活。其实，我们人也跟大部分的植物一样，如果身体内的阴阳不平衡，人就会生病。身体的哪个部分最脆弱，哪个部分就最先开始发病。只有把体内阴阳调理好了，才能达到健康养生的目的。

实际上，在刮痧的时候，受刮者最好能从呼吸上来调节人体的阴阳，那么，如何从呼吸上来调节人体的阴阳呢？方法其实很简单。

第一种：鼻孔呼气法。用手按着左鼻孔，用右鼻孔吸气，再按住右鼻孔，用左鼻孔呼气，然后再反过来，用左鼻孔吸气，用右鼻孔呼气。鼻孔阴阳交替呼吸法，相传为佛家密宗呼吸法。人的左右鼻孔也为一阴一阳。没事的时候，常用这种方法练习呼吸

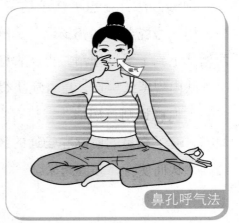

鼻孔呼气法

可以让肺部的阴阳二气达到平衡，使人的注意力集中。

第二种：嘴巴呼气法。用鼻子吸气，用嘴巴呼气。中医学认为，上为阳下为阴。鼻子在上为阳，嘴巴在下为阴。阴阳互换吸

气，就可以达到调节阴阳的功效。练习的时候，吸气要缓慢，如果过快就会使肺部和气管受到损伤。

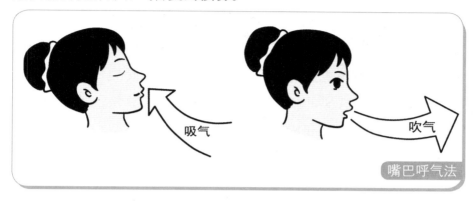

吸气　吹气

嘴巴呼气法

当然，也可以运用我们提到的刮痧疗法。运用刮痧疗法对内脏功能有明显的调整阴阳平衡的作用，如肠蠕动亢进者，在腹部和背部等处刮痧可使亢进者受到抑制而恢复正常。反之，肠蠕动功能减退者，则可促进其蠕动恢复正常。刮痧对阴阳平衡的调节是呈双向性的，如血压不稳者，经刮拭躯干、四肢腧穴后，偏低的血压可升高，偏高的血压亦可降低。

 舒筋通络，缓解疼痛

现在有越来越多的人受到颈椎病、肩周炎、腰背痛的困扰。这是因为人体的"软组织"（关节囊、韧带、筋膜）受损伤时，有关组织处于警觉状态，肌肉的收缩、紧张乃至痉挛便是这一警觉状态的反应，其目的是为了减少肢体活动，从而减轻疼痛，这是人体自然的保护反应。此时，若不及时治疗，或是治疗不彻底，损伤组织可形成不同程度的粘连、纤维化或瘢痕化，以致不断地发出有害的损伤，加重疼痛，继而又可在周围组织引起继发性疼痛病灶，形成新陈代谢障碍，进一步加重"不通则痛"的病理变化。

　　临床经验得知，凡有疼痛则肌肉必紧张；凡有肌肉紧张又势必疼痛。它们常互为因果关系，中医学认为，捶背可以行气活血，舒筋通络。因为背部脊柱两旁共有53个穴位联络脏腑的通路，通过捶打可以刺激调节脏腑的功能。当老年人出现腰酸背痛和肌肉紧张，此时如进行轻柔的捶背，不仅有利于肌肉放松，消除疲劳，还可以刺激背部皮肤和皮下组织，再通过神经系统和经络传导，促进局部乃至全身的血液循环，增强内分泌与神经系统的功能。所以，晚上临睡前捶背是助人宁心安神、催人入睡的良方之一。

　　捶背通常有拍法和击法两种，可以自己捶打，站着和坐着都可以；也可由他人捶打，接受者可站可卧，捶背时均沿脊柱两侧进行。前者用虚掌拍打，后者用虚拳叩击，手法均宜轻不宜重，力求动作协调，节奏均匀，着力有弹性。如此自上而下或自下而上轻拍轻叩，捶背的速度以每分钟60～80下为宜，以不痛为度。每日1～2次，每次捶背时间以20分钟为限。

　　同样的原理，通过对皮肤的重复刮拭，可以畅通经络，使穴位处充血，改良局部微循环，起到舒筋理气、消肿止痛的作用，当刮痧消除了疼痛的病灶，肌肉紧张也就消除了；如果使紧张的肌肉得以松弛，则疼痛和压迫症状也可以明显减轻或消失，同时有利于病灶修复。如刮痧疗法能有效地松弛腰部肌肉的痉挛，因此可解除神经的压迫性疼痛。

 排除毒素，调理脏腑

　　所谓的"毒"，是指对人体有不良影响的物质——尤其是宿便在肠道内的残留。因为机体的代谢产物一大部分要通过大小便等形式排出体外。在大肠里，贮存了很多食物残渣，同时也聚集着大量的细菌，以分解食物残渣。当代谢产物不能通过正常渠道排出体外，在体内存留时间过长时，就会形成对机体有害的毒素。这些毒素包括细菌、病毒以及它们的代谢产物和氧在体内代谢过程中生成的危害细胞的氧自由基和其他活性物质。它们使经络瘀滞，气机不畅，造成细胞缺氧老化，是形成疾病的主要原因之一。这些毒素引起的疾病和症状通常有：面色晦暗、口渴、口臭、便秘、尿黄、急躁易怒、食欲减退或头晕、疲劳、失眠健忘等。

刮痧可以有效地排除体内毒素，按照中医的养生规律，早上5：00—7：00为大肠排毒时间。如果大肠不能得到很好的排毒和修复，则容易积累毒素。因此尽量在早上排便。如果便秘，则要多吃一些富含粗纤维的食物，或者配合刮拭大肠经，对排便和大肠的养护有很好的功效，结合人体生理节律排毒，则事半功倍。具体参照如下：

中午11：00—1：00是心脏排毒时间。这段时间是心脏跳动的高峰期，因此不要剧烈运动。如果能够午睡一会儿，更有利于心脏排毒。

下午1：00—5：00是小肠、膀胱排毒时间。小肠分清浊，它会将水分送到膀胱，垃圾分给大肠，精华则供给脾脏。当人体饮水量不足时，小肠的蠕动能力就会降低，这种"分类"工作就不会做到最佳，不但营养无法及时输送，垃圾也无法及时输送给大肠。这段时间可以做些简单的刮痧，刺激小肠经，让小肠更好地蠕动，加速膀胱排毒。

下午5：00—7：00是肾脏排毒时间。肾脏有毒素，主要表现在面部或者身体水肿、疲倦感增加。这段时间为一天中锻炼的最佳时机，有助于加快肾脏排毒。

晚上7：00—9：00是心包排毒时间。人的心火随着时间慢慢攀"升"，当这种毒素无法排出时，会影响睡眠，晚上7：00—9：00也是血液循环的旺盛时期，可通过刮拭手臂的肘窝处进行排毒，这样能有效地加强心脏的供血能力以及大脑的血液循环。

"痧"即是渗出于脉外的含有大量代谢产物的离经之血。经常刮痧，能及时调整脏腑功能，促进经气运行，加强机体新陈代谢，从而防止体内毒素形成和滞留。

提高免疫力，调整肠运动

人体的各个脏器都有其特定的生物信息、固有频率及生物电等，当脏器发生病变时，有关的生物信息就会发生变化，而脏器生物信息的改变可影响整个系统乃至全身的机能平衡。比如现代化的社会里，人体普遍缺少生物信息能量，具体表现为：

（1）绝大多数人体细胞提早衰老，代谢功能紊乱，免疫功能降低，处于亚健康状态，发展下去就是难以治愈的病态。

（2）高血压、糖尿病、心脑血管病、肿瘤等难以治愈的疾病成为多发病，而且向年轻化的群体扩大，突发死亡的比例明显上升，许多中年人和年轻人提早进入衰老期。

（3）人们的寿命普遍没有达到自然界赋予人类的寿命。

（4）长期患有各种慢性疾病的各类患者，久治不愈。

（5）患各种肿瘤和癌症的患者越来越多，甚至发展成为普遍性、多发性的疾病。

（6）人体难以应对禽流感等新病毒的流行。

通过各种刺激或各种能量传递的形式作用于体表的特定部位，

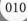

产生一定的生物信息，通过信息传递系统输入到有关脏器，对失常的生物信息加以调整，从而起到对病变脏器的调整作用。这是刮痧治病和保健的依据之一。

如用刮法、点法、按法刺激内关穴，可调整冠状动脉血液循环，延长左心室射血时间，使心绞痛患者的心肌收缩力增强，心输出量增加，改善冠心病，增加冠脉流量和血氧供给等。

如用刮法、点法、按法刺激足三里穴，可对垂体、肾上腺髓质功能有良性调节作用，提高免疫能力和调整肠运动等作用。

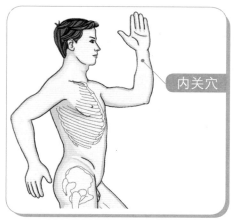
内关穴

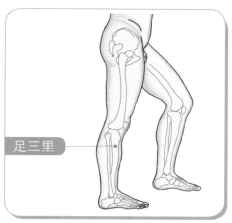
足三里

第二节　刮痧特点、痧象及阳性反应

刮痧可以诊断疾病，不仅简便易学、安全可靠、经济实用，而且疗效也显著。刮痧的奥妙就在于出痧、退痧和无痧。通过痧象和阳性反应，就可以传递健康秘密。

 了解刮痧疗疾的5大特点

1. 超前诊断

现代医学对于疾病有一个鉴别尺度，这就是临床症状。被视为患者的，一般只是在有了临床症状时才能受纳并给予治疗。其实这是一种"亡羊补牢"的做法。而那些处于潜伏状态的隐患，只要不发作，一般仍被视作"健康人"。虽然"疾病"备受人们的关注，

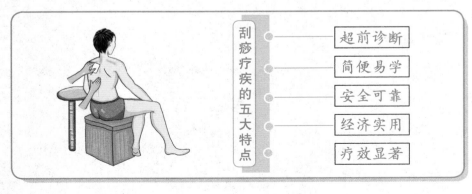

刮痧疗疾的五大特点

- 超前诊断
- 简便易学
- 安全可靠
- 经济实用
- 疗效显著

但在早期发现的诊断方法太少了！而真的一旦有了临床症状，疾病已经很严重了。这是只重治疗、不重预防（早期发现）的结果。这正是现代医学的普遍弊端。而中医的刮痧疗法却具有超前诊断的作用。为什么这么说呢？

刮痧方法可以捕捉疾病发生前的信息，在现代医学检测方法未发现异常时，就可以诊察出"未病"的部位。也就是说，人体内只要出现了细小的变化，不论你是否有自觉症状，生化检查或物理检查是否异常，都会在相关经络穴位和局部相应区域有气血运行障碍，以痧象或阳性反应等各种异常反应表现出来。根据这些反应的规律，就可以发现亚健康的经络脏腑、捕捉疾病前期的蛛丝马迹，对将要出现疾病的部位做出超前诊断。

这里需要注意一点，在刮拭过程中，我们通过观察痧象的颜色、形态和刮痧板下的各种异常反应来判断身体健康状况；而出痧和对局部的刮拭刺激又对疏通经络有明显的治疗作用。因此，刮痧诊断的过程也是治疗的过程，它们是同步进行的。

2. 简便易学

健康是自己的事情，学会刮痧疗法，会使你和你家人的健康又多了一份保障。然而，由于许多人不了解刮痧疗法，认为刮痧疗法很难学。刮痧真的很难学吗？实践证明，刮痧疗法是简便易学的医疗保健方法。

刮痧被誉为中医技法之首，与其他中医治疗方法相比，刮痧方法更简单、更实用。一方面，刮痧疗法不受时间、地点、环境的严格限制，只需一块薄厚合适、材质无害、使用起来顺手的小刮痧板和适量具有润滑作用的刮痧油，就可以轻轻松松治病，随时随地，效果显著；另一方面，刮痧入门简单，男女老幼都可以学会，不需

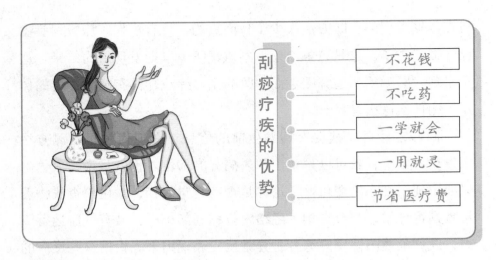

刮痧疗疾的优势

- 不花钱
- 不吃药
- 一学就会
- 一用就灵
- 节省医疗费

理解艰深的知识，不必使用专业的医疗器械，只需掌握人体各部位的基本刮拭操作，认真反复实践，即能掌握并适应社会大众医疗保健的需要。当然，有文化、懂一些生理解剖知识的人学习起来就更容易了。可以说，每个人都可以成为刮痧师，一看就懂，一学就会。

3. 安全可靠

俗话说"是药三分毒"，药物本身的副作用常常让人们暗自担心，而苦涩难咽的药物让每个人尤其是孩子每次吃药都成了一场"灾难"。而刮痧不用打针，不用吃药，不需要复杂的仪器与设备，只要有刮痧板与一点润滑剂，并掌握刮痧的基本方法和规律，在润滑剂的保护下，刮拭人体皮肤表面的特定部位，就可达到改善微循环、活血化瘀、治疗疾病的效果。与西医的打针、输液相比，刮痧疗法不会对人体造成新的伤口，杜绝了伤口感染的可能性，更不会出现由某些药物导致的副作用。对于儿童来讲，由于儿童刮痧多采用特殊的刮痧手法和运板方式，不会给孩子造成较大的疼痛，且在刮痧之后一两天之内，微微的疼痛会自动消失。

长期临床实践证明，安全可靠是刮痧疗法的最大优点。本疗法无创伤，无不良反应，有病治病，无病强身，完全符合当今医学界推崇的"无创伤医学"和"自然疗法"的要求。刮痧疗法可以预防和治疗上百种疾病，如头痛、失眠、健忘、牙痛、急性腰扭伤、腹泻等，往往只需要刮几次痧，就可手到病除。至于许多慢性疑难杂症，如高血压、糖尿病等，只要坚持刮痧，也多有奇效。

4. 经济实用

去医院看病，路费、挂号费、治疗费、住院费等，少则几百元，多则几千元甚至几万元。昂贵的医疗费用已超出了普通人群常见病和多发病的治疗需要，造成了医疗资源浪费，而这种浪费却又是出于医疗机构的利益需要。一些医院为了追求利润最大化，在提升药物价格和治疗费用的同时，更是利用患者对医生的信任及依赖，引导患者进行过度医疗和过度消费。其实，如果你拥有了一些基本的刮痧常识，日常生活中的一些小病就能够通过刮痧解决。刮痧只需一块小刮痧板，一小瓶刮痧油即可，花费不超过一百元，疗效却很显著，特别是对于疼痛性疾病和神经血管功能失调的病症，

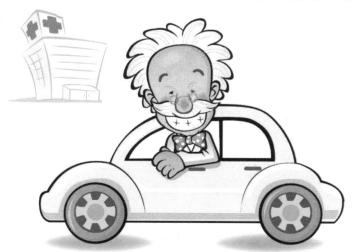

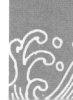

效果迅速，对各种急、慢性病也有很好的辅助治疗效果。而且一次投资，多次受用。这样就可以最大限度地避免在医疗上"过度消费"，用最少的投入获得最大的健康收益。

另外，到目前为止，刮痧已广泛用于治疗各种常见病。凡适用于按摩、针灸、拔罐疗法的病症均适用于刮痧疗法，以血液循环瘀滞为特征的各种病症更是刮痧的最佳适应证，而且对某些疑难杂症也有意想不到的疗效。

5. 疗效显著

目前多数的医疗检查手段和方法，只有当人体有明显不适症状或反应时才能做出诊断。即使这样，有时也有误差。如冠心病在不发作时，其心电图往往无异常变化。有很多疾病一旦被现代手段检查出来时，往往已是中、晚期，治疗难度也就很大了。因此，寻求疾病早期诊断、早期治疗，防患于未然，使机体保持旺盛的生命力，是目前医学发展的大趋势。刮痧疗法正符合这个大趋势。

"不通则痛，通则不痛"，这是中医学对疼痛病理变化认识的名言。"不通"指经络气血不通畅。实践证明，经络气血不通畅不仅可以引起疼痛，也是众多病症的原因。而刮痧以出痧速通经脉的治疗方法可以形象地感知这句至理名言。刮拭过程中，随着痧的排出，经脉瞬间通畅，疼痛及其他不适感会立刻减轻甚至消失。人们常常用立竿见影来形容刮痧的效果。

 了解刮痧的奥妙

刮痧疗法为我们现代人提供了一种全新的诊断疾病的思路与方

法。这一套方法以中医理论为宏观指导，以现代医学微循环理论探讨微观变化，综合分析、判断肌体的健康状况。中医学认为，气血是组成生命体的基本物质，气血运行的状态决定人体的健康状况。这与现代医学所讲的"血液是生命的源泉"不谋而合。通过观察气血运行的状况，可以了解肌体的健康状态。那么，刮痧的奥妙究竟在哪里呢？刮痧的奥妙就在于出痧、退痧或无痧。

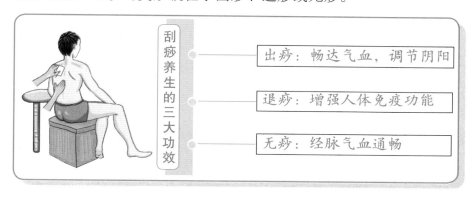

刮痧养生的三大功效

出痧：畅达气血，调节阴阳

退痧：增强人体免疫功能

无痧：经脉气血通畅

1. 出痧：畅达气血，调节阴阳

用刮痧板在皮肤上刮拭，凡血液流动缓慢而出现瘀滞的部位，皮肤表面就会出现红、紫、黑斑或黑疱，这种现象被称为"出痧"。这些"痧"是渗漏出毛细血管壁外的含有大量代谢产物的血液，由于皮肤的屏障作用，这些血液就会停留在皮肤和肌肉之间形成"痧"。同时，在这些部位刮痧，就会出现痧斑或者发现刮痧板下有不平顺、疼痛等异常反应。红斑颜色的深浅通常是病症轻重的反映，较重的病，"痧"就出得多，颜色也深。正是因为刮痧疗法所独有的这个特点，使它具有快速诊断的作用，能够帮助我们在身体还没有表现出明显的症状之前，就发现亚健康或疾病的蛛丝马迹，并预测我们的健康状况发展趋势，检查自己的体质特点。

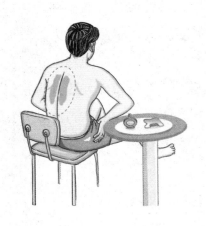

通过出痧的方式可以改善微循环，有效排出体内毒素，补氧祛瘀，活化细胞，促进新陈代谢。

2. 退痧：增强人体免疫功能

实际上，刮痧是将含有大量代谢产物的血液"驱逐"出了血管之外。出痧后，血管本身的弹性作用会使其瞬间收缩，所以刮痧停止时，出痧也会立即停止。随着时间的推移，刮痧所出现的痧象的颜色会逐渐变浅，并慢慢消退，这个过程称为"退痧"。退痧并不意味着体内毒素以原有的形态被肌体再次吸收，而是激活了人体内具有免疫功能的细胞，提高了自身清除毒素的能力，增强了肌体的免疫功能。

退痧的过程可提高肌体自身清除异物的能力，提高免疫功能，这是刮痧的另一功效，也称为刮痧的后效应。

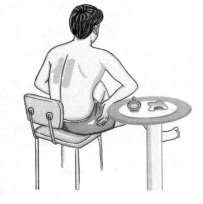

3. 无痧：经脉气血通畅

如果刮痧时没有出现痧斑，也没有疼痛或刮痧板下不平顺的感觉，则提示经脉气血通畅、身体健康。

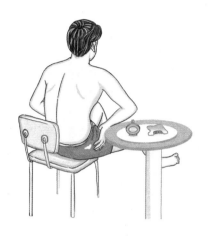

当经络通畅、身体健康时，因无气血瘀滞，故刮拭不出痧；当然，身体太虚弱、气血不足时也不易刮出痧。

 认识刮痧的阳性反应

许多人对刮痧存在误解，认为刮痧就一定会出痧，因此，刮痧时就使劲地刮，直到皮肤都快刮破了才算为止，以为那样痧就会出来了。其实，并不是每次刮痧都会出痧。除了经脉气血通畅不会出痧外，气血不足的虚证患者也不容易刮拭出痧。若刮痧时感觉刮痧板下不平顺，有类似消沙砾、米粒、结节等障碍阻力，这些现象是经脉气血失调、微循环障碍的另一种表现，被称为阳性反应。疼痛也是刮痧阳性反应的一种表现。当气血瘀滞或血脉空虚而气血不足，细胞缺氧影响到神经失调时，刮痧会出现疼痛反应，即中医所说"不通则痛"。疼痛多提示目前正是有亚健康症状表现的时候。

同是经脉气血不畅、组织器官细胞缺氧，为什么有的部位会出痧，有的部位却出现不平顺、沙砾、结节、疼痛等阳性反应呢？这主要是局部血液循环状态决定的。因血流受阻，血脉空虚而气血不足所致细胞缺氧，局部组织会出现增生或粘连反应，刮拭就不会出痧，却有不平顺的阳性反应物。经脉气血运行障碍的部位，因其障碍的原因、性质和程度不同，阳性反应的状态、性质则有所区别。经脉缺氧的时间越长，阳性反应越明显。刮痧时皮肤的涩感、轻微疼痛、刮痧板下发现气泡、沙砾、结节样感觉是经络气血轻度瘀滞的表现。

随着不断地刮拭，疼痛会逐渐减轻，甚至消失，结节会逐渐变软、缩小甚至消散。这个过程也是疏通经络、活血化瘀、软坚散结的过程。所以，刮痧使这些阳性反应减轻或消失，即可以起到畅通经脉、为细胞补充营养、恢复和增强其功能的治疗作用。

痧象和阳性反应传递的健康信息

刮痧时出现的痧象和阳性反应就像一位健康与疾病的信息大师，只要小小的刮痧板在你的皮肤上一刮拭，痧象和阳性反应就会泄漏你自身的健康秘密。学会辨识这些健康语言，我们就可以更好地运用刮痧来疏通经络、畅达气血、清热化瘀、调节阴阳，从而达到治疗疾病、保养身体的目的。

1. 痧象提示的健康信息

（1）轻微痧象：刮痧后，皮肤表面出现少量红色痧点、痧斑，分散在皮肤的表面，这种痧可以不治自愈。轻微痧象多提示身体健康或血液轻微循环障碍，缺氧较轻。

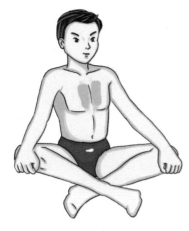

（2）轻度痧象：刮痧后，皮肤表面出现较密集红色或紫红色痧斑，属轻度痧象，多提示人体经脉有轻度瘀滞、缺氧，时间较短，可见于无症状的亚健康状态。如果痧象颜色鲜红、光泽度好，多提示患有热证或急性炎症，病情轻，病程短。

（3）中度痧象：刮痧后，皮肤表面出现多个直径大于1~2厘米的紫红色、青色斑片状痧斑，痧斑部位与皮肤持平，或者略高于其他部位。此痧象属于中度痧象，多提示血液中度循环障碍，缺氧时间长，有时有症状表现，多见于亚健康状态。

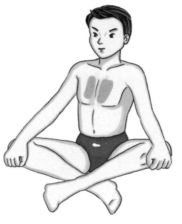

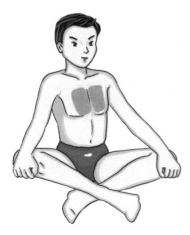

（4）重度痧象：刮痧后，皮肤表面呈现直径大于2厘米的暗紫色、青黑色的痧斑或包块状，或青筋样痧斑，痧斑部位明显高于其他部位，或面积较大的乌青色的斑片状，这种痧象属于重度痧象，多提示经脉严重瘀滞、缺氧，微循环障碍时间长、病程长以及陈旧性病症等，多见于严重的亚健康或疾病状态。

2. 阳性反应提示的健康信息

沙砾	刮痧后，如果皮肤表面出现沙砾样阳性反应，多提示人体经脉气血瘀滞、缺氧程度轻微。
结节	刮痧后，如果皮肤表面出现结节状阳性反应，多提示经络气血瘀滞时间较长。结节越大、越硬，说明组织粘连或纤维化、钙化的程度越高，病变的时间越长。
酸痛	刮痧后皮肤表面出现酸痛感觉，多提示患有气血不足证。
胀痛	刮痧后皮肤表面出现胀痛感觉，多提示患有气滞证。
刺痛	刮痧后皮肤表面出现刺痛感觉，多提示患有血瘀证。

当然，通过刮痧检测人体的健康状况，应将痧象和阳性反应紧密结合来判断健康与疾病状况。另外，刮痧时要对容易出痧的部位和阳性反应点进行重点刮拭。如果出痧逐渐减少，痧色变浅或阳性反应减轻，则提示刮痧治疗有效果。

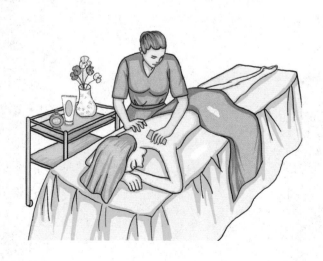

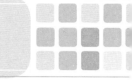

第三节 刮痧准备

　　刮痧工具的选择直接关系到刮痧治病保健的效果。古代用铜钱、汤勺、嫩竹板等作为刮痧工具，用水、麻油、酒作为润滑剂。这些工具取材方便，能起到一些刮痧治疗作用，适合患者在家中使用。现在多选用经过加工的既有药物治疗作用，又没有不良反应的工具，如选用天然水牛角为材料的刮痧板，对人体肌表无毒性刺激和化学不良反应，而且水牛角本身是一种中药，具有发散行气、活血和润养作用。刮痧的常用工具包括刮痧板、润滑剂及毛巾等清洁用品。

 ## 刮痧板是刮痧的主要工具

　　刮痧板是刮痧的主要工具。目前各种形状的刮痧板、集多种功能的刮痧梳相继问世，其中有水牛角制品，也有玉制品。水牛角质地坚韧，光滑耐用，药源丰富，加工简便，药性与犀牛角相似，只是药力稍逊，常为犀牛角之代用品。水牛角味辛、咸、寒。辛可以发散行气、活血润养，咸能够软坚润下，寒又能清热解毒。因此，水牛角具有发散行气、清热解毒、活血化瘀的作用。玉性味甘平，入肺经，润心肺，清肺热。

　　标准的水牛角刮痧板呈长方形，长10厘米，宽6厘米，厚的一边为0.5厘米，薄的一边为0.2厘米。四角钝圆，宽侧的一边呈凹形。保健刮痧时用厚的一侧，治疗疾病时用薄的一侧刮按。

半凹陷的一侧，用于刮按脊柱部位及四肢的手指、足趾等部位。钝圆的四角则用于压按经脉、穴位、痛敏感点等部位。

水牛角和玉制品的刮痧板，刮拭完毕后可用肥皂水洗净擦干或以酒精擦拭消毒。为防交叉感染，最好固定专人专板使用。水牛角刮板如长时间置于潮湿之地，或浸泡在水中，或长时间暴露于干燥的空气中，均可发生裂纹，影响其使用寿命。因此，刮板洗净后应立即擦干，最好放在塑料袋或皮套内保存。玉质板在保存时要避免磕碰，以防弄碎。

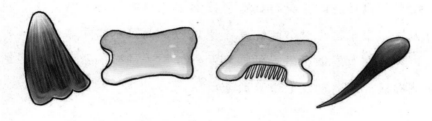

另外，还有一些民间较常用的刮具：

硬 币	选取边缘较厚钝而光滑、没有残缺的铜钱、银圆、铝币等作为刮痧器具。
石 器	这大概是最早的刮痧器具，多选用表面光滑无棱角、便于持握的石块作为刮痧器具。
陶 器	一般选取边缘光滑无破损的汤匙、瓷碗、瓷杯、瓷盘等，用其边缘进行刮痧。

| 苎麻 | 取已成熟的苎麻剥皮晒干，摘去枝叶，用根部较粗的纤维揉成小团作为刮痧器具。 |

| 木器板 | 多选用沉香木、檀香木等质地坚实的木材，制成平、弯、有棱角而光滑、精巧适用的刮痧板，用其边缘刮痧。 |

| 其他 | 如有用适量头发、棉纱线等揉成团使用者，也有用小酒杯、有机玻璃纽扣、药匙、小蚌壳等作为刮痧器具的。 |

刮痧前要准备润滑剂

刮痧之前，为了防止刮破皮肤，还要在皮肤表面涂一层润滑剂，如香油、色拉油都可以用。当然，有条件的话最好采用专门的"刮痧活血剂"。采用天然植物油加天然中药，经传统与现代高科技结合的方法提炼加工而成

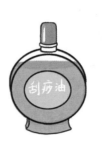

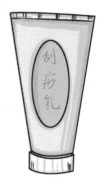

的刮痧油，具有清热解毒、活血化瘀、开泄毛孔、疏通经络、排毒驱邪、消炎止痛等作用。一般可选用的刮痧介质有：

| 麻油 | 也可用其他植物油代替。适用于久病劳损、年老体弱者及婴幼儿等。 |

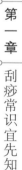

冬青膏	以冬绿油（水杨酸甲酯）与凡士林按1∶5的比例混合调匀制成。适用于一切跌打损伤的肿胀、疼痛，以及陈旧性损伤和寒性病证等。
葱姜汁	取葱白、鲜生姜等量切碎、捣烂，按1∶3的比例浸入95%乙醇中，停放3～5日后，取汁液应用。适用于风寒引起的感冒、头痛等证，以及因寒凝气滞而致的脘腹疼痛等（小儿刮痧时多用生姜汁。因为小儿皮肤柔嫩，姜汁十分润滑，刮拭时应用不易擦破皮肤）。
白酒	用浓度较高的粮食白酒或药酒。适用于损伤疼痛日久或麻木不仁、手足拘挛、腰膝酸软、无力及癌肿等病症，对发热患者尚有降温的作用。
鸡蛋清	将生鸡蛋的一端磕一个小孔后，悬置于容器上，取渗出的蛋清用。适用于热病、久病后期、手足心热、烦躁失眠、嗳气吐酸等病症。
薄荷水	取新鲜薄荷叶，浸泡于适量的开水中，容器加盖放1天后，去渣取汁液应用。适用于一切热病（如发热或局部红肿热痛等），以及夏季刮痧时应用。
滑石粉	医用滑石粉或爽身粉等均可用。适用于婴幼儿、皮肤娇嫩者，以及在炎热夏季手法操作时应用。
其他	如止痛灵、透解刮痧油、清解刮痧油、活血刮痧油和通络刮痧油等都是较好的刮痧润滑剂。

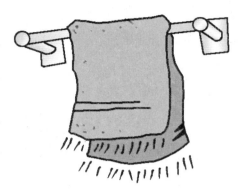

　　毛巾最好选择纯棉的干净毛巾。纯棉的毛巾柔软，对皮肤无刺激性，用于刮痧过程中以及刮痧后的清洁工作。清洁的纸巾也可以。

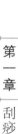

刮痧体位有讲究，分别有仰卧位、俯卧位、侧卧位、正坐位及仰坐位；刮痧的手法分别有角揉法、边揉法、角推法、按法、点法、拍法、徒手法。此外，还要关注刮痧的6大步骤。

 掌握刮痧体位

1. 仰卧位

患者面部朝上，平卧于床上，暴露腹部及上肢内侧部。适用于取穴和刮拭头面、胸部、腹部和上肢内侧、前侧、下肢前侧及外侧等部位或穴位。

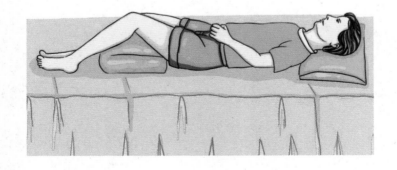

2. 俯卧位

患者面部朝下平卧于床上。适用于取穴和刮拭背部、腰骶部和下肢后面及足底部等部位或穴位。

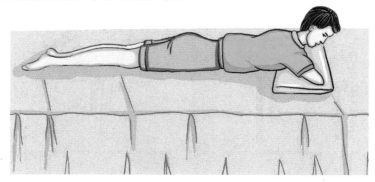

3.侧卧位

患者面部朝向一侧，两膝微微屈曲，身体侧卧。适用于取穴和刮拭一侧的面部、肩胛部、四肢的外侧部和胸部肋间隙、背部肋间隙及身体侧面部穴位。

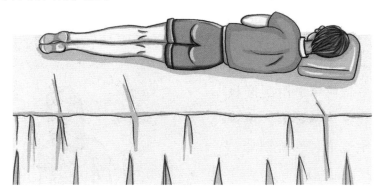

4. 正坐位

患者坐于凳上，暴露后背及项部。适用于取穴和刮拭脊柱两侧、头颈的后面、肩胛部、背部、腰骶部以及臀部等部位或穴位，或进行检查脊柱两侧的体位。

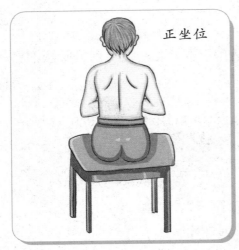

正坐位

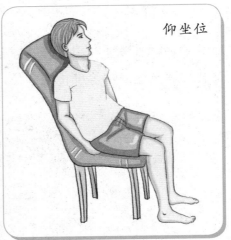

仰坐位

5. 仰坐位

患者仰坐在椅子上，暴露下颌缘以下、喉骨等部位。适用于取穴和刮拭头面部、颈前及喉骨两旁、胸部肋骨间隙等部位或穴位。

 角揉法：用刮痧板厚棱角做旋转运动

【名词解释】用刮痧板厚边棱角在人体体表穴位、病灶点附近进行回旋摆动，称为角揉法。

【操作要领】手握刮痧板，以厚边棱角边侧或厚棱角面侧为着力点，着力于患者皮肤（穴位或病灶点），

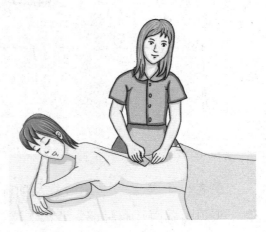

并附着其上（吸附在皮肤表面不移动，但带动皮肤下面的组织搓揉

活动，且用力可轻可重）施以旋转回环的连续动作。

【注意事项】用刮痧板厚边棱角着力于患部皮肤穴位处或出痧后的病灶点处。

边揉法：用刮痧板厚边做左右或旋转动作

【名词解释】用刮痧板厚边在施治皮肤上或刮痧出痧部位并以病灶点附近为其重点，进行前后左右、内旋或外旋揉动的方法，称为边揉法。

【操作要领】

（1）手握刮痧板，以薄边对掌心，厚边为着力点，着力于患者皮肤，将手腕及臂部放松，使手握刮痧板，腕部灵活自如地旋动。

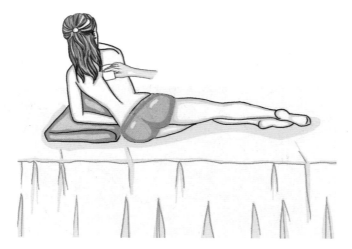

（2）动作应连续，着力由轻渐渐加重，再由重渐渐减轻，均匀持续而轻柔地旋转，具体施治部位以软组织及肌肉的薄厚，决定施力之轻重。

【注意事项】用刮痧板厚边着力于患部，以腕的回旋随之移动，避免触打或跳跃。此法适用于全身各部位，局部操作时间以5～10分钟为宜。

角推法：用刮痧板厚边棱角做直线推移

【名词解释】用刮痧板厚边棱角在人体肤表的一定部位（穴位或病灶点）稍施压力，做单方向直线推移运动，称为角推法。

【操作要领】手握刮痧板，以刮痧板厚边棱角面侧为着力点，着力于体表穴位或病灶点，施术者上肢肌肉放松、沉肩、垂肘、悬腕，将力贯注于刮痧板厚边棱角面侧，并有节奏地往返呈直线向前推进，注意用腕部的摆动带动刮痧板厚边棱角的摆动，使之产生持续均匀的推力与压力作用于经络、穴位、病灶点。

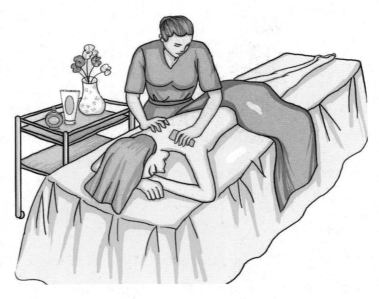

【注意事项】

（1）刮痧板厚边棱角着力于患部，施推过程中，腕部要摆动自如、灵活，不可跳跃或略过。

（2）此法可为用刮法出痧后的配套手法，亦可单独使用（但需先涂刮痧油）。

 按法：用刮痧板厚边棱角面侧为着力点

【名词解释】用刮痧板厚边棱角面侧着力于一定的腧穴或体表部位上，逐渐加深施力，按而留之，谓之按法。

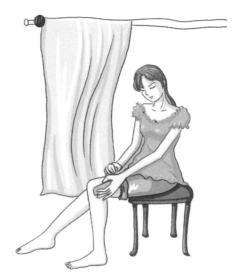

【操作要领】

（1）手握刮痧板，用刮痧板厚边棱角面侧为着力点，着力于施治部位或穴位，由浅入深而缓慢地着力，以臂腕之合力以贯之。

（2）用力平稳，逐渐加重，当达到一定深度（以受术部位有明显酸麻胀痛感为度），稍作停留（5～10秒），然后轻缓提起，一起一伏，反复十余次。

【注意事项】刮痧板厚边棱角面侧与肌肤做直上直下的按压，胸肋部一般禁用。

 点法：用刮痧板棱角为着力点

【名词解释】用刮痧板棱角（厚面、薄面均可运用）着力于施治穴位或部位，用力按压深层组织的手法，称为点法。

【操作要领】

（1）手握刮痧板，以刮痧板厚棱角边侧为着力点或以刮痧板薄棱角边侧靠棱角端为着力点，着力于体表一定的穴位。

（2）本法是一种较强的手法，用力要逐渐加重，使患者产生强烈的得气感（酸、麻、胀、痛的感觉）。

（3）点法在治疗中，一般都针对肌肉较丰厚的穴位或病灶点，以及关节缝隙、骨头之间的狭小部位等，如环跳穴可用刮痧板厚边棱角点，膝眼穴可用刮痧板薄边棱角点。

【注意事项】

（1）本法作用于人体上，刺激都是很强烈的，一般以刮痧板厚边棱角着力为主，薄边棱角着力少用（仅用于膝眼等穴）。

（2）操作中忌用暴力，而应按压深沉，逐渐施力，再逐渐减力，反复操作，亦可在使用时略加颤动，以增加疗效。

 拍法：以刮痧板面拍击施治部位

【名词解释】以刮痧板面为工具拍击施治穴位或部位，称为拍法。

【操作要领】

（1）施术者以单手紧握刮痧板一端，以刮痧板面为着力点在腕关节自然屈伸的带动下，一落一起有节奏地拍而打之。

（2）一般以腕为中心活动带动刮痧板拍打为轻力，以肘为中心活动带动刮痧板拍打为重力，在拍打施力时，臂部要放松，着力大小应保持均匀、适度，忌忽快忽慢。此法常用于肩背部、腰部及上下肢如肘窝等部位。

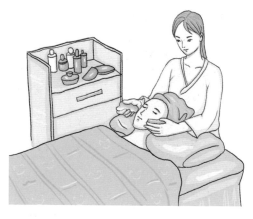

【注意事项】操作中不宜用暴力，小儿及年老体虚者慎用。

徒手法：用手代替刮痧板来施治

徒手法是指施者用手指代替刮具，在患者体表的一定部位，用手指扯、挟、挤、抓至出现红紫痧痕为止的一种方法。根据不同的指法和力度又可分为扯法、挟法、挤法和抓法等。

1. 扯痧法

【名词解释】在患者的一定部位或穴位上，用手指扯起皮肤，以达到治疗疾病的方法称为扯痧法。

【操作要领】

（1）施术者以拇指、示指合力提扯撮痧部位，用力较重，使小血管破裂，以扯出痧痕为止。

（2）操作时拇指、示指对抗用力，将皮肤提起，当提至最高点处，两指做上下或旋转的动作，如此进行3～5遍，至皮肤出现痧痕。

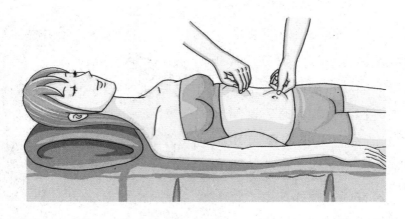

【注意事项】此法力度较大，具有发散解表、通经疏郁的功效。但要以患者能忍受为度，扯痧法主要用于头部、颈部、背部、面部的太阳穴和印堂穴。

2. 挟痧法

【名词解释】挟痧法又称钳痧法、揪痧法，在民间称为"揪疙瘩"，是指在患者的一定部位或穴位上，将中指和示指等弯曲如钩状夹揪皮肤。

【操作要领】

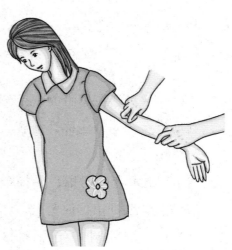

（1）医者五指屈曲，以示指和中指的第2指节对准撮痧部位，对抗用力，提拧患者表皮（两指用力夹紧并扯起），提至最高处时，两指同时带动夹起之皮肤一同旋转，然后松开，使皮肤恢复原状。如此一提一放，反复进行，此时以能够听到皮肤的弹响，并连连发出啪啪声响为最佳。

（2）在同一部位可连续操作6遍或7遍，这时被拧起的部位皮肤就会出现"痧痕"。

（3）由于揪的作用对皮肤有较强的牵引力，所以常引起局部或全身反应，使施术部位的皮肤潮红，且稍有疼痛感，但痧被揪出，局部出现瘀血后，患者就会感到周身舒展。

【注意事项】此法多选择在腧穴上，具有通经活络、活血止痛、调和阴阳、引血下行的功效。适用于皮肤张力不大的头部及腹、颈、肩、背等处。

3. 挤痧法

【名词解释】用两手大拇指的指甲互相挤压皮肤的治疗方法，叫作挤痧法。

【操作要领】

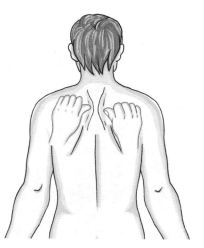

（1）施术者用两手大拇指的指甲背在患者施治部位处做有规律、有秩序的互相挤压，直到局部皮肤出现"红点"为止。

（2）依病施治，"红点"可大可小，一般要求大如黄豆，小似米粒。

【注意事项】此法常用于因感受风寒暑湿之气，或因接触秽浊之邪而引起的头痛。

4. 抓痧法

【名词解释】抓痧就是用手指抓扯或刨刮人体一定部位，以使皮肤发红充血的一种治病方法。

【操作要领】

（1）施术者以拇指、示指和中指三指对抗用力，在患者撮痧部位体表游走，交替、反复、持续、均匀地提起施治的部位或穴位。

（2）被着力的局部在指的不断对合转动下提夹，以手指的自然滑动，使皮肉自指滑行移动，至出现痧痕为止。

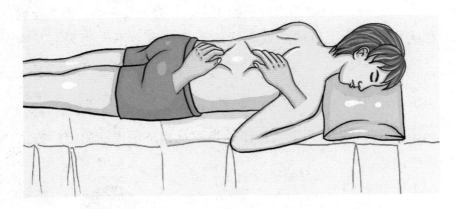

【注意事项】此法具有疏通经络、健脾和胃、调和气血、行气活血之功效。适用于中暑、瘟疫、感冒、风湿性关节炎、肠胃病、肩周炎、头痛、支气管炎等症。

 ## 牢记刮痧的6个步骤

第一步　刮痧前一定要保持良好的心理状态，避免紧张、恐惧心理，要全身心放松。如果是让别人刮痧，应与刮痧者积极配合。

第二步　准备齐全刮痧器具与用品。检查刮具边缘是否光滑、安全。另外，刮痧板一定要消毒。

第三步 根据患者所患疾病的性质与病情，确定治疗部位，尽量暴露，用毛巾擦洗干净，选择合适的体位。在刮拭部位均匀地涂抹刮痧油，如果是美容，就涂美容刮痧乳。刮痧油或美容刮痧乳用量宜薄不宜厚。

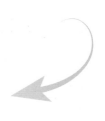

第四步 一般右手持刮痧工具，灵活利用腕力、臂力，切忌生硬用蛮力。硬质刮具的平面与皮肤之间角度以45°为宜，切不可成推、削之势。用力要均匀、适中，由轻渐重，不可忽轻忽重，并保持一定的按压力，以患者能耐受为度，使刮拭的作用力传达到深层组织，而不是在皮肤表面进行摩擦。刮拭面尽量拉长，点线面三者兼顾，综合运用。点是刺激穴位，线是循经走络，面是作用皮部。

第五步 头部刮治，可不用刮痧油，亦可隔衣刮拭，以患者能耐受为度。

第六步 刮完后，擦干水渍、油渍，让患者穿好衣服，休息一会儿，再适当饮用一些姜汁糖水或白开水，就会让其感到异常轻松和舒畅。一般刮拭后半小时左右皮肤表面的痧点会逐渐融合成片，刮痧后24～48小时出痧表面的皮肤触摸时有痛感或自觉局部皮肤有微微发热。这些都属于正常反应，休息后即可恢复正常。一般深部出现的包块样痧或结节样痧在皮肤表面逐渐呈现深紫色或青黑色，消退也较缓慢。

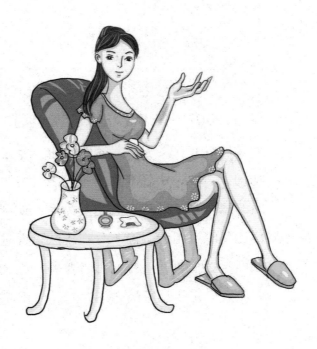

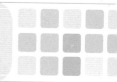

第五节　刮痧顺序及应用

刮痧部位也是有顺序的，一般原则是先刮头颈部、背腰部，再刮胸腹部，最后刮到四肢和关节部。每个部位一般先刮阳经，后刮阴经；先刮拭身体左侧，后刮拭身体右侧。

 头部刮痧：以百会穴为中心，呈放射状

【适用症候】头部刮拭可以预防和治疗脑血管、脑栓塞等意外后遗症、神经衰弱、头痛（各种类型）、高血压、眩晕、记忆力减退、头发早白、感冒、脱发等症。

【操作方法】

（1）头部前刮拭：以百会穴开始至前头发际，经过的穴位包括前顶穴、通天穴、囟会穴、上星穴、神庭穴、承光穴、五处穴、曲差穴、正营穴、眉冲穴、头临泣穴等。

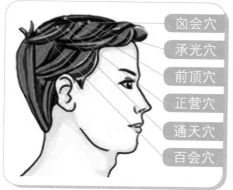
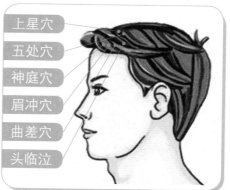

囟会穴
承光穴
前顶穴
正营穴
通天穴
百会穴

上星穴
五处穴
神庭穴
眉冲穴
曲差穴
头临泣

（2）头部后刮拭：以百会穴开始到后头发际，经过的穴位包括后顶穴、络却穴、强间穴、脑户穴、玉枕穴、脑空穴、风府穴、哑门穴、天柱穴等。

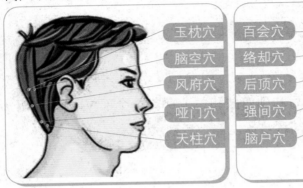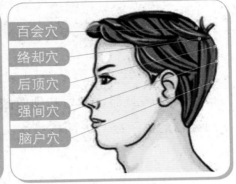

【专家提示】

（1）头部刮痧时不需要涂抹刮痧油。

（2）头部刮痧时手法应采用平补平泻或补法刮拭。

（3）若刮拭局部有痛、酸、胀、麻等感觉，属正常现象，坚持刮拭即可消失。

（4）给患者头部刮痧时宜双手配合，一手扶持患者（被刮者）头部，一手刮拭，以保持头部稳定和安全。

 ## 面部刮痧：前额两颧下颌，自上而下

【适用症候】面部刮痧不仅可以治疗眼病、鼻病、耳病、面瘫、口腔疾病、雀斑、痤疮等症，还具有养颜、祛斑、美容、防衰之功效。

【操作方法】

（1）前额部刮拭：前额由前正中线分开，两侧分别由内向外刮拭，前额包括前发际与眉毛之间的皮肤。经过的穴位有印堂穴、攒竹穴、鱼腰穴、丝竹空穴等。

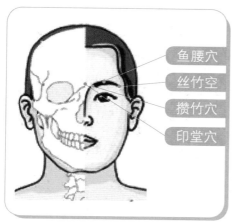

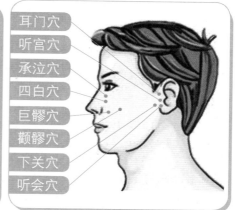

（2）两颧部刮拭：承泣穴至巨髎穴，颧髎穴至耳门穴、听宫穴的区域，分别由内向外刮拭，经过的穴位有承泣穴、四白穴、巨髎穴、颧髎穴、下关穴、听会穴、听宫穴、耳门穴等。

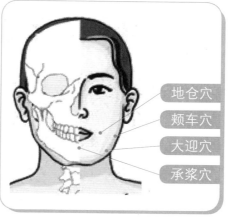

（3）下颌部刮拭：以承浆穴为中心，分别由内向外上刮拭。经过的穴位有承浆穴、地仓穴、大迎穴、颊车穴等。

【专家提示】

（1）同头部刮痧一样，面部刮痧无须涂抹刮痧油，若需湿润可用温热的水蒸气或清水湿润脸部皮肤。

（2）面部刮痧宜用补刮，禁用泻刮。

（3）面部刮痧宜用刮板棱角或前缘1/3的部位刮拭，便于掌握刮拭部位而不损伤皮肤。

（4）面部刮痧以疏通经络、促进气血循环为目的，不必出痧。

（5）面部刮痧宜时间短、力量轻、次数多，即一天数次。

颈部刮痧：正中到两侧肩上，向外扩散

【适用症候】刮拭颈部可主治颈项病变如颈椎病，还可治疗感冒、头痛、近视、咽炎等病症。

【操作方法】

（1）颈部正中线刮拭：从哑门穴至大椎穴。

（2）颈部两侧到肩上刮拭：从风池穴至肩井穴、巨骨穴。经过的穴位包括肩中俞穴、天髎穴、秉风穴等。

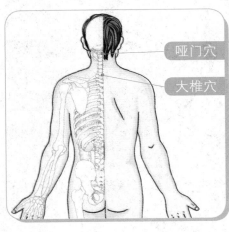
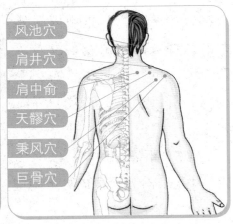

【专家提示】

（1）颈部正中线刮痧时尤其在第7颈椎大椎穴处，用力要轻柔，用补法，不可用力过重。如患者颈椎棘突突出，亦可用刮板棱角点按在两棘突之间刮拭。

（2）刮颈两侧到肩上时，一般应尽量拉长刮拭，即从风池穴

一直刮到肩井穴附近，中途不要停顿。颈部到肩上肌肉较丰富，用力可稍重，一般用平补平泻手法较多，即用力重、频率慢的手法。

 ## 背颈刮痧：从正中到两侧，依次进行

【适用症候】刮拭背部可以调治全身五脏六腑的病症，如刮拭心俞穴可治疗心脏疾病如冠心病、心绞痛、心肌梗死、心律失常等，刮拭肺俞穴可治疗肺脏疾病如支气管哮喘、肺气肿、咳嗽等。

【操作方法】

背部刮痧包括胸椎部、腰椎部和骶椎部。

（1）刮拭背部正中线（督脉胸椎、腰椎和骶椎循行部分）：从大椎穴至长强穴。

（2）刮拭背部两侧（包括胸椎、腰椎和骶椎两侧）：主要刮拭背部足太阳膀胱经循行的路线，即脊椎旁开1.5寸和3寸的位置。

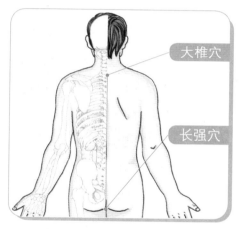

大椎穴

长强穴

【专家提示】

（1）背部正中线（督脉背部循行部分）刮拭时手法应轻柔，用补法，不可用力过大，以免伤及脊椎。身体瘦弱脊椎棘突较大者，可由上而下用刮板棱角点按两棘突之间刮拭。

（2）背部两侧刮拭可视患者体质、病情用泻法或平补平泻的刮法，用力均匀，尽量拉长刮拭。

（3）背部刮痧不但可以治疗疾病，还可诊断疾病。如刮拭背部在心俞穴部位出现明显压痛，或出现大量痧斑，即表示心脏有病变或预示心脏即将出现问题。

胸部刮痧：以任脉为中心，由上而下

【适用症候】刮拭胸部主治心、肺疾病，如治疗冠心病、心绞痛、心律不齐、慢性支气管炎、支气管哮喘、肺气肿等。另外可治疗和预防妇女乳腺小叶增生、乳腺炎、乳腺癌等。

【操作方法】

（1）胸部正中线（任脉胸部循行部分）刮拭：从天突穴经膻中穴至鸠尾穴，从上向下刮。

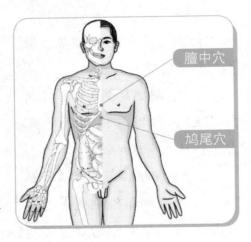

膻中穴

鸠尾穴

（2）胸部两侧刮拭：从正中线由内向外刮拭。

【专家提示】

（1）胸部正中线刮拭时应用力轻柔，不可用力过大。

（2）胸部两侧刮拭一般采用平补平泻互补法。对于久病、体弱、胸部肌肉瘦削的患者，刮拭时可用刮板棱角沿两肋间隙之间刮拭。

腹部刮痧：腹部正中到两侧，由里向外

【适用症候】刮拭腹部主治肝胆、脾胃、肾与膀胱、大肠、小

肠病变。如胆囊炎、慢性肝炎、胃与十二指肠溃疡、呕吐、胃痛、消化不良、慢性肾炎、前列腺炎、便秘、泄泻、月经失调、卵巢囊肿、更年期综合征、不孕症等。

【操作方法】

（1）腹部正中线（腹部任脉循行部分）刮拭：从鸠尾穴至水分穴，从阴交穴至曲骨穴。

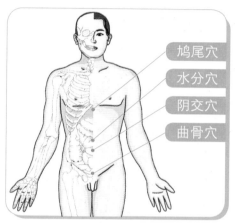
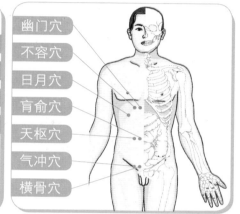

鸠尾穴
水分穴
阴交穴
曲骨穴

幽门穴
不容穴
日月穴
肓俞穴
天枢穴
气冲穴
横骨穴

（2）腹部两侧刮拭：从幽门穴、不容穴、日月穴向下，经天枢穴、肓俞穴至气冲穴、横骨穴。

【专家提示】

（1）空腹或饭后半小时以内禁止在腹部刮拭。

（2）脐中即神阙穴禁刮痧。

（3）肝硬化腹水、胃出血、腹部新近手术、肠穿孔等患者禁刮腹部。

 膝关节刮痧：膝眼到委中，从前向后

【适用症候】膝关节刮痧主治膝关节的病症，如增生性膝关节炎、风湿性关节炎、膝关节韧带、肌腱劳损、髌骨软化等。另外，对腰背部疾病、胃肠疾病亦有一定的辅助治疗作用。

【操作方法】

（1）膝眼刮拭：先用刮板的棱角点按刮拭双膝眼，由里向外，宜先点按深陷，然后向外刮出。

（2）膝关节前部刮拭：膝关节以上部分从伏兔穴至梁丘穴，膝关节以下部分从犊鼻穴至足三里穴，由上而下刮拭。

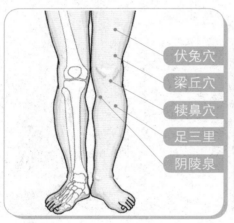
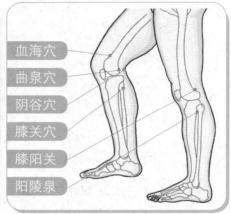

（3）膝关节内侧部刮拭：刮拭穴位有血海穴、曲泉穴、阴陵泉穴、膝关穴、阴谷穴等。

（4）膝关节外侧部刮拭：刮拭穴位有膝阳关穴、阳陵泉穴等。

（5）膝关节后部刮拭：刮拭穴位有殷门穴、浮郄穴、委中穴等，委中穴可重刮。

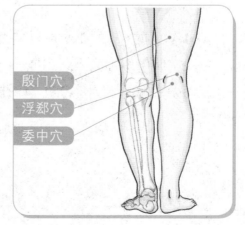

（1）年老体弱、关节畸形、肌肉萎缩者宜用补法，即力量小、速度慢的刮法刮拭。

（2）膝关节结构复杂，刮痧时宜用刮板棱角刮拭，以利于掌握刮痧正确的部位、方向，而不致损伤关节。

（3）膝关节内积水患者，不宜局部刮痧，可选用远端部位或穴位刮拭。

（4）膝关节后方及下端刮痧时易起痧疱，疱起时宜轻刮，或遇曲张之静脉可改变方向，由下向上刮。

四肢刮痧：上肢下肢，内侧外侧各不同

【适用症候】四肢刮痧可主治全身病症，如手太阴肺经主治肺脏病症，足阳明胃经主治消化系统病症。四肢肘、膝以下穴位可主治全身疾病。

【操作方法】

（1）上肢内侧部刮拭：从上向下经过手三阴经即手太阴肺经、手厥阴心包经、手少阴心经刮拭。

（2）上肢外侧部刮拭：从上向下经过手三阳经即手阳明大肠经、手少阳三焦经、手太阳小肠经刮拭。

（3）下肢内侧部刮拭：从上向下经过足三阴经即足太阴脾经、足厥阴肝经、足少阴肾经刮拭。

（4）下肢前部、外侧部、后部刮拭：从上向下经过足阳明胃经、足少阳胆经、足太阳膀胱经刮拭。

【专家提示】

（1）四肢刮拭应尽量拉长，遇关节部位不可强力重刮。

（2）四肢皮下不明原因的包块、感染病灶、皮肤破溃、痣瘤等处，应避开刮拭。

（3）四肢多见的急性骨关节创伤、挫伤之处，不宜刮痧。

（4）下肢静脉曲张、水肿患者，刮痧时应从下向上刮拭。

刮痧的注意事项

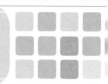

学习刮痧应该先了解刮痧的一些基本原则，包括刮痧的注意事项，特别是刮痧的禁忌证及刮痧后异常反应的防治工作。

 ## 刮痧的禁忌人群

现如今，刮痧得到了广泛的应用，虽然它是一种有效快速的传统防病治病手段，但是并不是每个人都适合这种方法，有些人或者人在有些时候就是万万不可刮痧的，否则只会损害身体健康，甚至会带来严重后果。以下几种主要疾病与情况应视为"雷区"。

（1）患有重度的心脏病出现心力衰竭者、肾脏病出现肾衰竭者、肝硬化腹水者的腹部、全身重度水肿者，禁忌刮痧。

（2）凡体表有疖肿、破溃、疮痈、斑疹和不明原因包块处禁止刮痧，否则会导致创口的感染和扩散。

（3）有出血倾向的疾病如白血病、血小板减少等需慎刮（即只能用轻手法刮拭，不要求出痧）。

（4）皮肤高度过敏，皮肤病如皮肤破损溃疡、疮头，未愈合的伤口，或外伤骨折处禁刮。

（5）久病年老、极度虚弱、消瘦者需慎刮。

（6）孕妇的腹部、腰骶部，妇女的乳头禁刮。

（7）眼睛、耳孔、鼻孔、舌、口唇五官处，前后二阴、肚脐（神阙穴）处禁刮。

（8）醉酒、过饥、过饱、过渴、过度疲劳者禁刮，以免出现晕刮现象。

（9）小儿囟门未合时，头颈部禁用刮痧。

（10）急性扭伤、创伤的疼痛部位或骨折部位禁止刮痧，因为刮痧会加重伤口处的出血。

（11）精神病患者禁用刮痧法，因为刮痧会刺激此类患者发病。

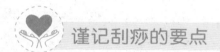 谨记刮痧的要点

1. 刮痧时要避风保暖

刮痧时要选择空气清新、冷暖适宜的室内环境，注意避风、保暖，尤其是在冬季应避寒冷与风口。夏季刮痧时，应回避风扇直接吹刮拭部位。因为刮痧时，人体皮肤的毛孔是张开的，如遇风寒之邪，邪气就会直接进入体内，不仅影响刮痧效果，还会引发新的疾病。

2. 千万不可强求出痧

刮痧时以出痧为度，但不可强求出痧。只要刮至皮肤毛孔清晰可见，无论出痧与否，都会起到平衡阴阳、舒通经络、畅达气血的功效。血瘀之证、实证、热证容易出痧，虚证、某些寒证、肥胖症与服激素类药物后均不易出痧。对于不容易出痧的病症和部位，只要刮拭方法和部位正确，就有治疗效果。片面追求出痧而过分刮

拭，不仅消耗正气，还可造成软组织损伤。

3. 每次只治疗一种病症

要严格掌握每次只治疗一种病症的原则，并且每次刮拭时间不可过长。不可连续大面积出痧，以免伤及体内正气。需要刮拭多个全息穴区、经络穴位时，可以交替选用，每次选刮3～4个部位即可。

刮痧后不宜立即洗浴

1. 刮痧后洗浴的时间

刮痧后，为避免风寒之邪侵袭，须待皮肤毛孔闭合恢复原状后，方可洗浴，一般3小时左右。但在洗浴过程中，水渍未干时，可以刮痧。因洗浴时毛孔微微张开，此时刮痧用时少，效果显著，但应注意保暖。

2. 刮痧后饮热水一杯

刮痧后可以喝一杯热水。因为刮痧使毛孔张开，邪气外排，会消耗部分体内的津液，因此刮痧后喝热水有利于补充消耗的水分，还能促进新陈代谢，加速代谢产物的排除，刮痧时还应避免对着风口或者在较凉的地方刮痧，因为刮痧时皮肤毛孔

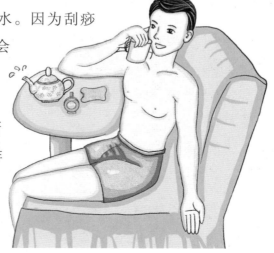

张开，如果受寒的话，会通过张开的毛孔直接入里，不但会影响刮痧的效果，还会外感风寒而引发疾病。

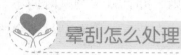 ## 晕刮怎么处理

1. 晕刮的原因

（1）患者对刮痧缺乏了解，精神过度紧张或对疼痛特别敏感者。

（2）空腹、熬夜及过度疲劳者。

（3）刮拭手法不当，如体质虚弱、出汗、吐泻过多或失血过多等虚证，采用了泻刮手法。

（4）刮拭部位过多，时间过长，超过25分钟者。

2. 晕刮的症状

发生晕刮时，轻者出现精神疲倦、头晕目眩、面色苍白、恶心欲吐、出冷汗、心慌、四肢发凉，重者血压下降，神志昏迷。

3. 晕刮的治疗

（1）晕刮后应立即停止刮痧，安抚患者情绪，帮助其平卧，注意保暖，饮温开水或糖水。

（2）马上拿起刮板用角部点按人中穴，力量宜轻，避免重力点按后局部水肿。

（3）对百会穴和涌泉穴施以泻刮法，患者病情好转后，继续刮内关穴、足三里穴。采取以上措施后，晕刮可立即缓解。

4. 晕刮的预防

（1）对初次接受刮痧者，应做好说明解释工作，消除顾虑。

（2）选择舒适的体位以便配合治疗。

（3）空腹、过度疲劳、熬夜后不宜刮痧。

（4）根据患者体质选用适当的刮拭手法。对体质虚弱、出汗、吐泻过多、失血过多等虚证，宜用补刮手法。

（5）刮痧部位宜少而精，掌握好刮痧时间，不超过25分钟。当夏季室温过高时，患者出汗过多，加之刮痧时毛孔张开，体力消耗，易出现疲劳，因此更应严格控制刮拭时间。

（6）在刮痧过程中，要善于察言观色，经常询问患者的感觉，及时发现晕刮的先兆。

做到以上几条，完全可以防止晕刮的发生。

刮拭后有什么反应

刮痧治疗后，由于病情不同，刮拭部位可出现不同颜色、不同形态的痧。痧的颜色有：鲜红色、暗红色、紫色及青黑色。痧的形态有：散在、密集或斑块状，湿邪重者多出现水疱样痧。有的皮肤深层表现为隐约可见的青紫色、大小不一的包块状或结节状，或伴有局部发热感。

刮痧治疗半小时左右，皮肤表面的痧逐渐融合成片，深部色块样痧慢慢消失，并逐渐由深部向体表扩散。12小时左右，色块样痧表面皮肤逐渐呈青紫色或青黑色。24～48小时，出痧皮肤表面时有触痛感、微微

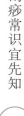

发热感。如刮拭手法过重或刮拭时间过长、体质虚弱者会出现短时间疲劳感、全身低热，休息后可恢复正常。

刮痧5～7天，痧点即可消退。消退时间与病情轻重、出痧部位、痧色和深浅有关。一般来说，胸背部的痧、上肢部的痧、颜色浅的痧及皮肤表面的痧消退较快；而腹部的痧、下肢部的痧、颜色深的痧及皮下深部的痧消退较慢。另外，阴经部的痧较阳经部的痧消退慢，慢者一般延至2周左右。

刮痧补泻有讲究

刮痧疗法分为补法、泻法和平补平泻法。它的补泻作用，取决于操作力量的轻重、速度的缓急、时间的长短、刮拭的快慢、刮拭的方向等诸多因素。

1. 补法

补法是指能鼓舞人体的正气，使低下的功能恢复旺盛的方法。刮拭按压力小（轻），刮拭速度慢，刺激时间较长，向心脏方向的手法为补法。适用于年老、体弱、久病、重病或体形瘦弱之虚证患者。

2. 泻法

泻法是指能疏泄病邪、使亢进的功能恢复正常的方法。刮拭按压力大（重），刮拭速度快，刺激时间较短，背离心脏方向的手法为泻法。适用于年轻、体壮、新病、急病或形体壮实之实证患者。

3. 平补平泻法

介于补法和泻法之间。有三种刮拭方法：

第一种为按压力大，刮拭速度慢。

第二种为按压力小，刮拭速度快。

第三种为按压力中等，速度适中。常用于正常人保健或虚实兼见证的治疗。

另外，选择痧痕点个数少者为补法，选择痧痕点数量多者为泻法。操作的方向顺经脉运行方向者为补法，操作的方向逆经脉运行的方向者为泻法。刮痧后加温灸者为补法，刮痧后加拔罐者为泻法。

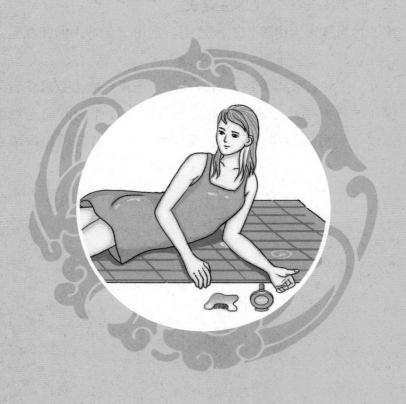

亚健康怎么刮

　　亚健康是指人体介于健康和患病之间的边缘状态。人体在亚健康状态查不出疾病，但生命活力、反应能力、适应能力减退，免疫力降低，与健康人群相比，疾病往往更容易袭击亚健康状态人群。刮痧可以及时发现和调理亚健康状态，调治未病，使身体向健康转化。

眼部疲劳又称视力疲劳，生活中，司机、电脑操作员、教师、学生、校对员以及长期伏案的人，常常会有眼部疲劳的症状，不仅影响正常的学习和工作，对身体健康也大为不利。刮拭眼睛四周的几个重要穴位，可以快速改善眼部气血运行，缓解眼疲劳。

 ## 头部：刮拭风池穴，消除眼部疲劳

【刮痧选穴】风池穴。

风池穴：在项部，当枕骨之下，与风府穴相平，胸锁乳突肌与斜方肌上端之间的凹陷处。

【刮痧操作】用单角刮法刮拭后头部两侧的风池穴。

【刮痧功效】风池穴在脖子后面，和眼睛有非常大的关联，刺激它可直接影响眼球的后侧，改善眼底动脉的供血量，消除眼疲劳。

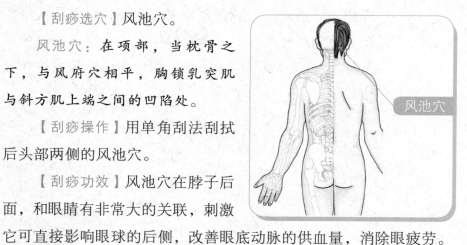

风池穴

【刮痧选穴】睛明穴、攒竹穴、鱼腰穴、瞳子髎穴、承泣穴。

睛明穴：在面部，目内眦角稍上方凹陷处。

攒竹穴：在面部，当眉头陷中，眶上切迹处。

鱼腰穴：在额部，瞳孔直上，眉毛中。

瞳子髎穴：在面部，目外眦旁，当眶外侧缘处。

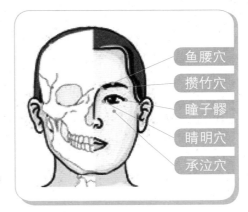

鱼腰穴
攒竹穴
瞳子髎
睛明穴
承泣穴

承泣穴：在面部，瞳孔直下，当眼球与眶下缘之间。

【刮痧操作】先用垂直按揉法按揉睛明穴，再用面刮法从内眼角沿上眼眶经攒竹穴、鱼腰穴缓慢向外刮至瞳子髎穴，再从内眼角沿下眼眶经承泣穴缓慢向外刮至瞳子髎穴，各刮拭5～10下。

【刮痧功效】本组刮痧可改善眼部血液循环，疏通眼部经脉，防治眼疾和缓解眼疲劳。

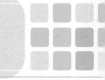
中医学认为，如果人们思虑过度，劳伤心脾，可导致失眠健忘的症状。而通过刮痧法刮拭身体相应部位，可获得全身血液活络与脑循环顺畅的双重功效，达到预防健忘和失眠的效果。

 头部：前后发际刮拭，防止大脑退化

【刮痧部位】头部刮痧以前发际为起点，后发际为终点，从前向后，从中间向两侧，刮整个头部。

【刮痧操作】患者取坐位，施术者以患者感觉舒适的力度，刮头部15～20分钟，以局部出现皮肤潮红为度。每周1～2次，15次为1个疗程。

【刮痧功效】对头部进行刮痧时，可采用生姜汁、红花油等具有活血功能的药物作为介质，再加上用刮痧板对头皮及相关穴位的按摩和刺激，可以有效地改善头部的血液循环，从而加大对脑细胞的氧气、营养物质等供应，因此能够防治大脑退化、健忘等症。

背部：刮拭膏肓、志室等穴，改善失眠健忘

【刮痧选穴】膏肓穴、心俞穴、肾俞穴、志室穴。

膏肓穴：在背部，当第4胸椎棘突下，旁开3寸。

心俞穴：在背部，当第5胸椎棘突下，旁开1.5寸。

肾俞穴：在腰部，当第2腰椎棘突下，旁开1.5寸。

志室穴：在腰部，当第2腰椎棘突下，旁开3寸。

【刮痧操作】在刮拭部位涂

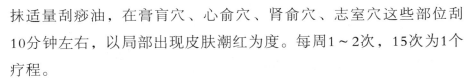

抹适量刮痧油，在膏肓穴、心俞穴、肾俞穴、志室穴这些部位刮10分钟左右，以局部出现皮肤潮红为度。每周1～2次，15次为1个疗程。

【刮痧功效】刮拭背部脏腑器官的体表反射区和对应区，畅达神经传导通路，可以快速调节和改善脏腑器官的功能，改善失眠健忘的症状，预防相关脏腑病症。

 两经：刮拭心包经、心经，让你睡得香

【刮痧部位】心包经、心经。

心包经：在手臂内侧正中线。

心经：在手臂内侧边线。

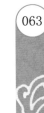

【刮痧操作】在手臂上从上向下，即从腋窝部向手部刮痧。

【刮痧功效】心脏不适，不仅会引起一系列与心脏有关的疾病，也会出现一些神经系统病症，如失眠、健忘等，心包是心的外卫，主管精神意识活动，能调节失眠、健忘等症。

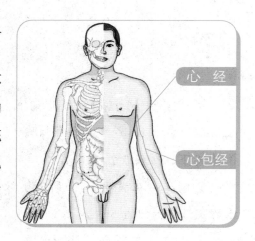

心 经

心包经

 两穴：刮按内关、神门等穴，增血供氧

【刮痧选穴】内关穴、神门穴。

内关穴：在前臂掌侧，当曲泽穴与大陵穴的连线上，腕横纹上2寸，掌长肌腱与桡侧腕屈肌腱之间。

神门穴：在腕部，腕掌侧横纹尺侧端，尺侧腕屈肌腱的桡侧凹陷处。

【刮痧操作】可以在刮拭心包经、心经这两条经络时，着重用刮板点按经络上的内关穴和神门穴。

【刮痧功效】通过这些穴位的刮痧，有增加心肌的供血供氧，泻心火，静心安神，改善失眠、健忘等作用。

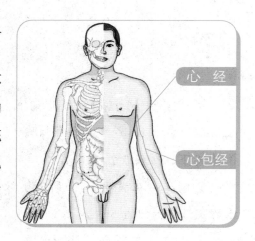

神门穴

内关穴

第三节　食欲缺乏怎么刮

食欲缺乏是指对食物缺乏需求的欲望，是脾胃功能减弱的表现，脾主运化，有调节胃肠功能的作用，对相应穴位进行刮痧刺激，可起到健胃消食、化积滞等作用。

腹部：刮拭中脘穴，脾胃好、胃口好

【刮痧选穴】中脘穴。

中脘穴：在上腹部，前正中线上，当脐中上4寸。

【刮痧操作】用面刮法由上而下刮拭胃部，重点刮拭腹部的中脘穴。

【刮痧功效】中脘穴对于缓解伏天暑湿造成的腹胀、反胃、消化不良、泄泻、便秘等都有

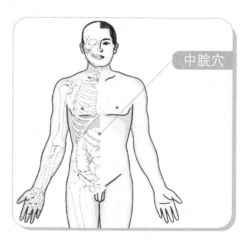

中脘穴

很好的作用，此外，对于秋燥失眠等也有很好的缓解作用。

第二章　亚健康怎么刮

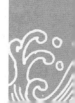

脾胃体表反射区：刮到毛孔张开吃嘛嘛香

【刮痧部位】脾胃体表反射区。

脾胃体表反射区：**左上腹部及左中背部脾胃区域体表皮肤部位。**

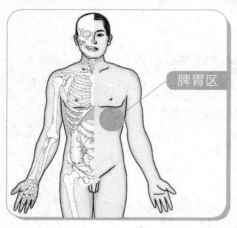

脾胃区

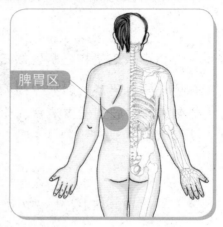

脾胃区

【刮痧操作】

（1）在脾胃体表反射区的位置涂抹刮痧油。

（2）用刮痧板长边以小于15°的角度缓慢从上向下刮拭胃的体表投影区，从内向外刮拭脾脏体表投影区至出痧或毛孔微微张开即可。

【刮痧功效】刮拭脾胃的体表反射区可以直接改善脾胃的功能，防治食欲缺乏。

下肢：刮拭足三里等穴，缓解食欲缺乏

【刮痧选穴】足三里穴、丰隆穴、阴陵泉穴、三阴交穴。

足三里穴：在小腿前外侧，当犊鼻下3寸，距胫骨前缘1横指（中指）。

丰隆穴：在小腿前外侧，当外踝尖上8寸，条口穴外，距胫骨前缘2横指（中指）。

阴陵泉穴：在小腿内侧，当胫骨内侧髁后下方凹陷处。

三阴交穴：在小腿内侧，当足内踝尖上3寸，胫骨内侧缘后方。

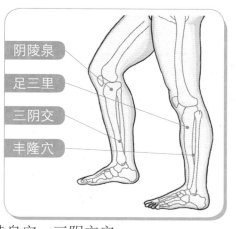

【刮痧操作】用面刮法由上而下刮拭足三里穴、丰隆穴、阴陵泉穴、三阴交穴。

【刮痧功效】本组刮拭能调理脾胃机能，促食欲，助消化。

 背部：刮拭脾俞、胃俞穴，开老人胃口

【刮痧选穴】脾俞穴、胃俞穴。

脾俞穴：在背部，当第11胸椎棘突下，旁开1.5寸。

胃俞穴：在背部，当第12胸椎棘突下，旁开1.5寸。

【刮痧操作】刮拭背部双侧脾俞穴、胃俞穴，用面刮法刮拭每个穴位至出痧或毛孔微微张开即可。

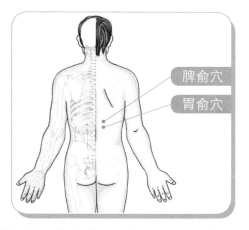

【刮痧功效】老年人食欲缺乏是脾胃功能减弱的表现，用刮痧的方法刮拭脾俞穴可缓解食欲缺乏，刮拭胃俞穴可调治胃痛、腹胀、消化不良。

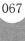

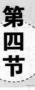

第四节 盗汗自汗怎么刮

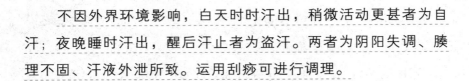

不因外界环境影响，白天时时汗出，稍微活动更甚者为自汗；夜晚睡时汗出，醒后汗止者为盗汗。两者为阴阳失调、腠理不固、汗液外泄所致。运用刮痧可进行调理。

 ## 背部：拉长刮拭面，从上向下综合刮拭

【刮痧选穴】大椎穴、肺俞穴、心俞穴、脾俞穴、肾俞穴。

大椎穴：在后正中线上，第7颈椎棘突下四陷处。

肺俞穴：在背部，当第3胸椎棘突下，旁开1.5寸。

心俞穴：在背部，当第5胸椎棘突下，旁开1.5寸。

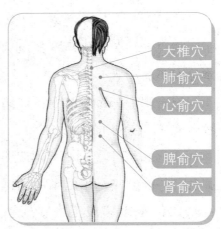

脾俞穴：在背部，当第11胸椎棘突下，旁开1.5寸。

肾俞穴：在腰部，当第2腰椎棘突下，旁开1.5寸。

【刮痧操作】

（1）用刮痧板以45°圆钝侧，平面朝下，由上向下，由内

向外，左右反复刮拭。

（2）刮拭面尽量拉长，用力均匀适中，以皮肤潮红、不感疼痛为度。

（3）每穴反复10～20次（或每部位1～2分钟），以刮至出现斑点或痧斑或患者感疼痛为度。

【刮痧功效】本组刮拭用于因阴虚体弱引起的盗汗、自汗，入夜加重、汗出涔涔、气短神疲、面色无华等症。

 腰胸部：刮拭膻中、肾俞穴，防汗液外泄

【刮痧选穴】膻中穴、肾俞穴。

膻中穴：在前正中线上，两乳头连线的中点。

肾俞穴：在腰部，当第2腰椎棘突下，旁开1.5寸。

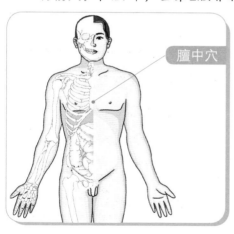

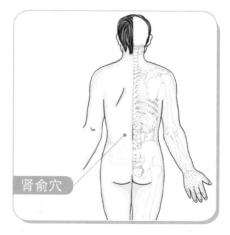

【刮痧操作】

（1）在刮拭部位先涂抹刮痧油，先刮腰部肾俞穴，然后刮胸部膻中穴。

（2）刮痧结束后应以毛毯在患者裸露皮肤处外盖保暖，尤其是背部。

【刮痧功效】刮拭膻中穴可以去除心包的积水，胸闷、自汗的现象就会减轻或消失；而肾俞穴具有收敛元气、固表止汗之功效，常用于自汗、盗汗或大汗淋漓不止等病症。

 ## 四肢：刮拭曲池等穴，调节睡眠不佳盗汗

【刮痧选穴】曲池穴、内关穴、神门穴、合谷穴、足三里穴。

曲池穴：在肘横纹外侧端，屈肘，当尺泽穴与肱骨外上髁连线中点。

内关穴：在前臂掌侧，当曲泽穴与大陵穴的连线上，腕横纹上2寸，掌长肌腱与桡侧腕屈肌腱之间。

神门穴：在腕部，腕掌侧横纹尺侧端，尺侧腕屈肌腱的桡侧凹陷处。

合谷穴：在手背，第1、第2掌骨间，当第2掌骨桡侧的中点处。

足三里穴：在小腿前外侧，当犊鼻下3寸，距胫骨前缘1横指（中指）。

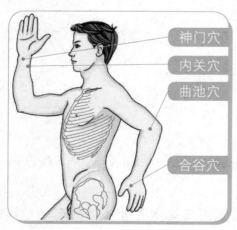

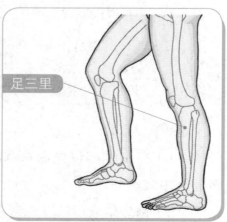

【刮痧操作】

（1）上肢的曲池穴、内关穴、神门穴、合谷穴均是由近端向远端刮拭。

（2）再由上向下刮拭下肢足三里穴。（注：足三里穴、合谷穴刮痧时应择重点按局部，以局部出现酸、麻、胀、痛为好）

【刮痧功效】睡眠质量不佳是引起盗汗的因素之一，本组刮拭可调节心律和心理压力过大引起的失眠症。

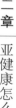

手脚冰凉是机体亚健康的表现，手脚发凉者同时会有身体怕冷、精力减退、易疲劳等症状。中医学认为，手脚发凉是体内阳气不足。这时可以试试刮痧，对改善身体怕寒的情况，效果很不错。

上肢：刮拭手掌及手指，行气暖身

【刮痧部位】全手掌、全手指。

【刮痧操作】先用刮痧板的面刮拭手掌，手掌发热后用刮痧板上的凹槽刮拭手指的四面，从根部到指尖，每个方向刮5～10次，能行气通络。

【刮痧功效】根据生物全息理论，经常刮拭手掌及手指，不但可以促进手部的血液循环，改善手凉、怕冷的症状，还有促进各脏腑器官血液循环，有效增强各脏腑功能的保健作用。

下肢：刮拭脚掌及脚趾，不再怕冷

【刮痧部位】全脚掌、全脚趾。

【刮痧操作】先用刮痧板的面刮拭脚掌，脚掌发热后用刮痧板上的凹槽刮拭脚趾的四面，从根部到趾尖，每个方向刮5~10次，能行气通络。

【刮痧功效】根据生物全息理论，经常刮拭脚掌及脚趾，不但可以促进脚部的血液循环，改善脚凉、怕冷的症状，还有促进各脏腑器官血液循环，有效增强各脏腑功能的保健作用。

大多数人都经历过腰腿疼的症状，疼痛厉害时，连行走都很困难。如何缓解腰腿疼痛呢？中医刮痧的方法可以有效地缓解此类症状。

腰部：刮拭命门等穴，利腰脊去疼痛

【刮痧选穴】命门穴、肾俞穴、志室穴。

命门穴：在腰部，当第2腰椎棘突下凹陷处。

肾俞穴：在腰部，当第2腰椎棘突下，旁开1.5寸。

志室穴：在腰部，当第2腰椎棘突下，旁开3寸。

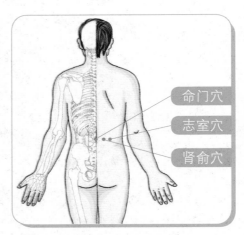

命门穴
志室穴
肾俞穴

【刮痧操作】依次刮拭命门穴、双侧肾俞穴、志室穴。

【刮痧功效】命门穴、肾俞穴可起到温肾阳、利腰脊的作用；志室穴缓解腰脊强痛。此外每天活动腰臀部，可舒筋活血，通利关节，强健腰肌。

下肢：拍打委中等穴，有效缓解下肢疼痛

【刮痧选穴】委中穴、委阳穴、阴谷穴。

委中穴：在腘横纹中点，当股二头肌腱与半腱肌肌腱的中间。

委阳穴：在腘横纹外侧端，当股二头肌腱的内侧。

阴谷穴：在腘窝内侧，屈膝时，当半腱肌肌腱与半膜肌肌腱之间。

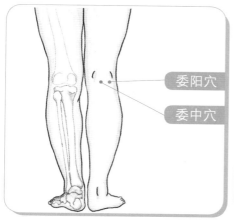 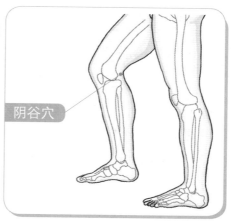

【刮痧操作】

（1）在膝窝处涂上刮痧油，用拍打法拍打委中穴、委阳穴、阴谷穴处。

（2）注意拍打力度由轻到重，两次拍打要有间歇，拍打至没有新的痧出现即可停止操作。

【刮痧功效】刮拭或拍打循行在膝窝部位的穴位可以疏通经脉，快速改善下肢的经脉缺氧，能有效缓解下肢疼痛的症状。

第二章 亚健康怎么刮

【刮痧部位】膝眼穴、膝关节周围的6条经脉。

膝眼穴：*屈膝，髌韧带两侧凹陷处，每侧2穴，左右共计4穴。*

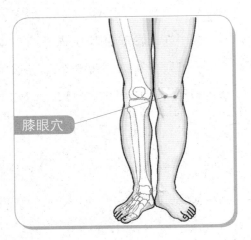

膝眼穴

【刮痧操作】

（1）用点按法点按膝眼穴。

（2）用面刮法从上向下刮拭膝关节周围的6条经脉，从膝关节上3寸的部位刮至膝关节下3寸的部位。

【刮痧功效】膝关节部位的经脉气血瘀滞而缺氧是下肢酸痛、沉重的主要原因。本组刮痧可有效改善这些症状。

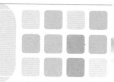

工作、生活中，时常出现心慌、气短的症状，医生检查未见心脏功能失常——这就是现代人尤其是办公室人群常见的亚健康典型表现。这一切，亦是心脑血管病的预警信号。及早防治，可以有效预防。

 ## 背部：刮拭心俞等穴，宽胸理气

【刮痧选穴】心俞穴、神堂穴。

心俞穴：在背部，当第5胸椎棘突下，旁开1.5寸。

神堂穴：在背部，当第5胸椎棘突下，旁开3寸。

【刮痧操作】用面刮法由上而下分别刮拭背部两侧心俞穴、神堂穴，力度可稍重。

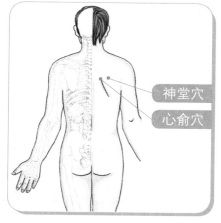

神堂穴
心俞穴

【刮痧功效】此组刮痧具有宽胸理气、通络安神的作用。多用于防治冠心病、心慌、心悸气短、心痛、风湿性心脏病、心房纤颤、心动过速、咳嗽、吐血、胸背痛、失眠、神经衰弱等症。

第二章 亚健康怎么刮

077

胸腹部：刮拭膻中等穴，气机顺畅好宽心

【刮痧选穴】膻中穴、巨阙穴。

膻中穴：在前正中线上，两乳头连线的中点。

巨阙穴：在上腹部，前正中线上，当脐中上6寸。

【刮痧操作】

（1）用单角刮法从上向下缓慢刮拭胸部正中膻中穴至巨阙穴。

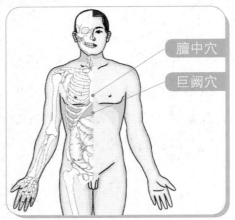

膻中穴
巨阙穴

（2）用平刮法从内向外刮拭左胸部心脏体表反射区。

【刮痧功效】本组刮拭可提高心脏工作能力，使症状缓解；工作、生活压力大，难免烦躁生闷气，膻中等穴可使气机顺畅，烦恼减轻。

 ## 上肢：刮拭肘窝经穴，疏通血脉护心脏

【刮痧选穴】少海穴、曲泽穴、尺泽穴、太渊穴、内关穴。

少海穴：屈肘，在横纹内侧端与肱骨内上髁连线的中点。

曲泽穴：在肘横纹中，当肱二头肌腱的尺侧缘。

尺泽穴：在肘横纹中，肱二头肌腱桡侧凹陷处。

太渊穴：在腕掌侧横纹桡侧，桡动脉搏动处。

内关穴：在前臂掌侧，当曲泽穴与大陵穴的连线上，腕横纹上

2寸，掌长肌腱与桡侧腕屈肌腱
之间。

【刮痧操作】

（1）用拍打法以适度的力
量拍打肘窝少海穴、曲泽穴、
尺泽穴。

（2）用面刮法从上向下刮
拭太渊穴，也可平面按揉内关穴。

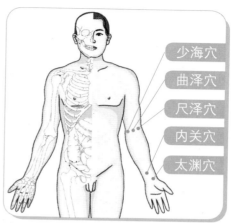

少海穴
曲泽穴
尺泽穴
内关穴
太渊穴

【刮痧功效】本组刮拭有助于疏通血脉，保护心脏，对心慌气
短、中暑、身热心烦均可防治。如出现心胸烦热、头晕脑涨，或
有高血压、冠心病等病症者都可以通过本组刮痧来进行调节。

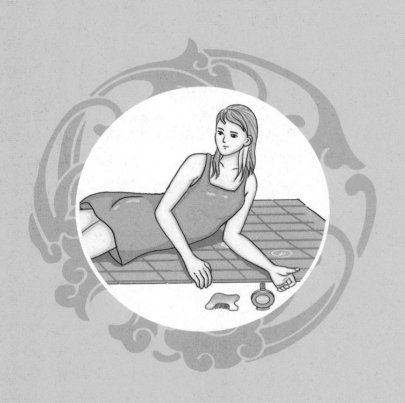

第三章

根据体质来刮痧

懒言、多汗、胸闷、口干口苦……也许这些表现只是因气虚、痰湿、湿热、阴虚等体质所致，而并非真的有病在身。刮痧养生，大家只要找准自己的体质特点，有的放矢，就能达到理想的调理效果。

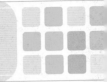

阴阳者，水火也。"阴"如同水，在人体内则包括精、血、津液等。阴虚体质是指由于体内精、血、津液等水分亏少，以阴虚内热和干燥等表现为主要特征的体质状态。阴虚体质保健刮痧重在清泻虚热，益气养阴。

 体质特点：手心热，睡眠差，视物花

阴虚证：是指机体阴液不足的症候。

形体特征：体型一般瘦长。

心理特征：性情急躁，活泼好动，外向。

常见症状：手足心热，平素口燥咽干，鼻微干，口渴喜冷饮，大便干燥，舌红少津少苔；或面色潮红、有烘热感，两目干涩，视物昏花，唇红微干，皮肤偏干，易生皱纹，眩晕耳鸣，睡眠差，小便短，脉象细弦或数。

适应能力：耐冬不耐夏，不耐受暑热、干燥的气候。

易患疾病：易有便秘、肿瘤、结核等阴亏燥热的病症。

 刮拭总则：刮拭心俞穴，清泻虚热

与阳虚体质相对的体质类型即为阴虚体质。它是指由于体内精、血、津液等水液亏少，以阴虚内热和干燥为主要特征的体质状态。

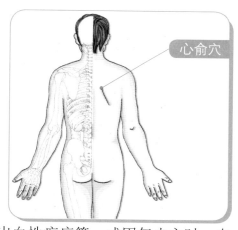

心俞穴

阴虚体质或是先天不足，如孕育时父母气血不足，或年长受孕、早产等；或是后天失养，如房事过度，纵欲耗精；或工作和生活压力大，起居没规律，积劳阴亏；或大病之后，尤其曾患出血性疾病等；或因年少之时，血气方刚，阳气旺盛也容易导致阴虚体质。由此可见，阴虚体质的调理应以清泻虚热、益气养阴为主。

刮痧补阴虚应该选择刮拭胸的正中间位置，还有心脏的反射区。研究证明，刮拭心俞穴能明显改善心脏功能，具有清泻虚热、益气养阴的功效。心俞穴属于足太阳膀胱经上的经穴。取穴时，正坐或俯卧，心俞穴位于第5胸椎棘突下，旁开1.5寸。平常我们可以拿着刮痧板，隔着衣服刮拭心俞穴，方向是从里向外。如果感觉这样刮痧的时候有疼痛感，可以在家把衣服脱了，涂上刮痧油，刮刮中间再刮刮两边，背部心脏的反射区也可以刮拭。其次是腰部，腰部和肾虚也是有很大关系的，刮腰部可以隔着衣服从上到下，但注意在同一部位每次刮痧时间不要太长，温热即可，适可而止。

 背部：从上到下刮拭"三俞穴"进补

【刮痧选穴】脾俞穴、胃俞穴、肾俞穴、关元穴。

脾俞穴：在背部，当第11胸椎棘突下，旁开1.5寸。

胃俞穴：在背部，当第12胸椎棘突下，旁开1.5寸。

肾俞穴：在腰部，当第2腰椎棘突下，旁开1.5寸。

关元穴：在下腹部，前正中线上，当脐中下3寸。

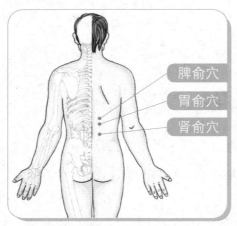
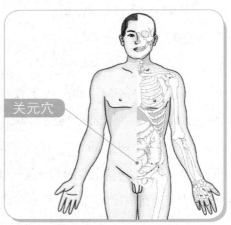

脾俞穴

胃俞穴

肾俞穴

关元穴

【刮痧操作】从脾俞穴经胃俞穴、肾俞穴以及关元穴，每天刮拭1～2次，每次10～20分钟。

【刮痧功效】脾胃为后天之本，生化之源，此组刮拭中，脾俞穴可为人体化生气血提供保障，同时对肺阴虚引起的咳嗽、潮热、盗汗等有很好的效果；肾俞穴可壮水平火，滋阴益气。

 腹部：刮拭气海等穴，理气养血调阴阳

【刮痧选穴】膻中穴、水分穴、气海穴、关元穴、中极穴。

膻中穴：在前正中线上，两乳头连线的中点。

水分穴：在上腹部，前正中线上，当脐中上1寸。

气海穴：在下腹部，前正中线上，当脐中下1.5寸。

关元穴：在下腹部，前正中线上，当脐中下3寸。

中极穴：在下腹部，前正中线上，当脐中下4寸。

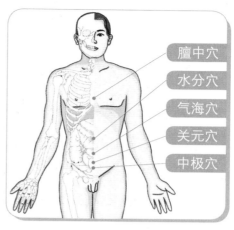

膻中穴
水分穴
气海穴
关元穴
中极穴

【刮痧操作】从膻中穴，经水分穴过肚脐往下至关元穴，重点刮拭气海穴、关元穴、中极穴，每天刮拭1～2次，每次10～20分钟。

【刮痧功效】此组刮痧为任脉之穴，任脉为阴经之海，配合气海穴，理气养血；刮拭水分穴可调节人体水液代谢；关元穴是人体一大补穴，具有培元固本、补益下焦的功效，刮拭此穴能够调节阴阳平衡。

下肢：刮拭血海、三阴交穴，阴不虚体自康

【刮痧选穴】血海穴、三阴交穴。

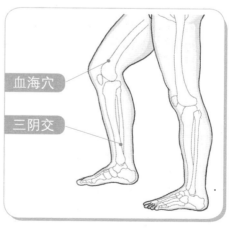

血海穴
三阴交

血海穴：屈膝，在大腿内侧，髌底内侧端上2寸，当股四头肌内侧头的隆起处。

三阴交穴：在小腿内侧，当足内踝尖上3寸，胫骨内侧缘后方。

【刮痧操作】刮拭从大腿内侧到足大趾段的脾经，并重点刮拭血海穴和三阴交穴30～36次。

【刮痧功效】血海穴有化血为气、运化脾血的功效；三阴交穴为脾、肝、肾三条经络交汇的地方，能调理阴虚证。

1. 刮痧工具应及时消毒

刮痧工具（如牛角）不消毒，刮完一个人马上再刮另一个人，这时如果皮肤出现破损，或有粉刺等，极易造成感染，发生炎症。而如果不慎造成皮肤感染等问题，一定要避免进行刮痧。

2. 宜选用平补平泻的手法刮痧

阴虚体质出现的燥热现象为阴液不足导致的虚火上升，宜选用平补平泻的手法刮拭，禁用泻法。

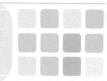

第二节 阳虚怎么刮

阳虚体质是阳气不足，不能温煦人体，以肢体寒冷等虚寒现象为特征的体质形态。阳虚体质的人多脏腑功能低下，新陈代谢缓慢，刮痧重在温阳益气，增强能量源动力。

体质特点：疲乏畏寒多阳虚

阳虚证：是指阳气不足的症候。

形体特征：多形体白胖，肌肉松弛，疲乏畏寒。

心理特征：性格多沉静、内向。

常见症状：平时怕冷，手脚不暖和，喜欢吃热的东西，不太喜欢吃凉的东西，精神不振，睡眠偏多，舌淡胖嫩，舌头边上有齿痕，苔润，脉象沉迟；或面色白，眼睛周围一圈比较晦暗，嘴唇色淡，毛发易落，容易出汗，大便溏薄，小便清长。

适应能力：耐夏不耐冬，易感外邪。

易患疾病：发病多为寒证、痹证，易得关节炎、腰腿痛等。

刮拭总则：刮拭肾俞穴，提升阳气

阳虚体质就是由于阳气不足，机体失于温煦，以形寒肢冷等虚寒症状为主要特征的体质状态。由于阳气不足，机体得不到温煦护卫，所以不耐受寒邪，容易患哮喘、老寒腿、性功能低下、手足冻疮等症。

阳虚体质者多由于先天禀赋不足，如父母年老体衰晚年得子，或由于母体妊娠调养失当，元气不充；或因后天失调，喂养不当，营养缺乏；或后天饮食过于寒凉；或中年以后劳倦内伤、房事不节等原因导致。所以，阳虚体质的调养原则为补肾温阳，益火之源。

平常多刮拭后腰的肾俞穴有强肾的作用，能够缓解阳气相对不足，无力、手足冰冷、疲劳等各类不适感。肾俞穴属于膀胱经，它是背俞穴之一，其定位为俯卧姿势，肾俞穴位于人体的腰部，当第2腰椎棘突下，旁开1.5寸。

方法：可通过保健刮痧的方法隔着衣服刮拭肾俞穴，以疏通经络、调行气血为目的，可以每天刮拭1～2次，每次10～20分钟。或疏通手臂内侧手三阴经、手臂外侧手三阳经至手指末端，疏通腿外侧和后侧足三阳经、腿内侧足三阴经至脚趾末梢，以微感发热为宜，一般每个部位8～10次。如此可有效促进手足末梢气血循环，对冬天手足不温效果极佳。

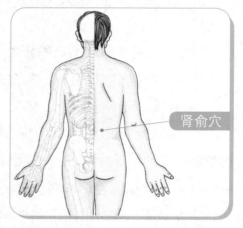

肾俞穴

但在运用刮痧调理阳虚体质时要注意一点，根据阳虚者受力程度可采取平补平泻手法刮拭，即在刮痧操作时，力度可以适当大点，刮拭速度稍慢。对于体弱阳虚者则宜采取补法刮拭，即力度要小，速度要慢，以免耗津伤精。

背部：刮拭大椎、命门等穴，让你"阳气十足"

【刮痧选穴】大椎穴、至阳穴、命门穴、腰阳关穴。

大椎穴：在后正中线上，第7颈椎棘突下凹陷中。

至阳穴：在背部，当后正中线上，第7胸椎棘突下凹陷中。

命门穴：在腰部，当后正中线上，第2腰椎棘突下凹陷中。

腰阳关穴：在腰部，当后正中线上，第4腰椎棘突下凹陷中。

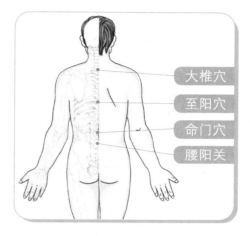

【刮痧操作】从大椎穴经至阳穴、命门穴至腰阳关穴，并点按这几个穴位30～36次。

【刮痧功效】本组背部督脉穴位统管所有阳经，疏通督脉有助于全身气血畅通，起着重要的调节作用。其中命门掌管一身之火，有维系督脉气血流行不息的作用，为人体的生命之本，刮拭此穴，可温阳补肾。

 ## 腹部：刮拭气海等穴，阳气不虚身体倍儿棒

【刮痧选穴】气海穴、关元穴、中极穴、曲骨穴。

气海穴：在下腹部，前正中线上，当脐中下1.5寸。

关元穴：在下腹部，前正中线上，当脐中下3寸。

中极穴：在下腹部，前正中线上，当脐中下4寸。

曲骨穴：在下腹部，当前正中线上，耻骨联合上缘的中点处。

【刮痧操作】

（1）从肚脐下刮至曲骨穴30～36次。

（2）重点刮拭气海穴、关元穴、中极穴。

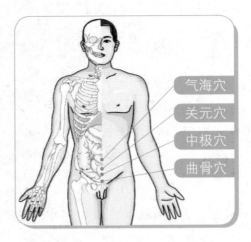

气海穴
关元穴
中极穴
曲骨穴

【刮痧功效】本组穴位刮拭中，气海穴有益肾固精、补益回阳的功效；关元穴具有培元固本、补益下焦的功效，另外，元阴元阳在此交汇，刮拭此穴能够调节阴阳平衡。

 下肢：刮拭足三里、涌泉穴，阳不虚身体棒

【刮痧选穴】足三里穴、涌泉穴。

足三里穴：在小腿前外侧，当犊鼻下3寸，距胫骨前缘1横指（中指）。

涌泉穴：在足底部，卷足时足前部凹陷处，约当第2、第3趾趾缝纹头端与足跟连线的前1/3与后2/3交点上。

【刮痧操作】

（1）刮拭小腿前侧胃经30～36次。

（2）加强足三里穴的刮拭。

（3）点按足底涌泉穴，50～100次即可。

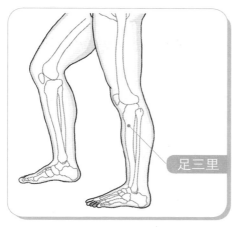 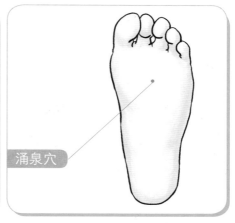

足三里　涌泉穴

【刮痧功效】足三里穴为补穴，经常刮拭，可强健体质；涌泉穴为肾经起穴，是养肾补阳的要穴。另外，在睡前泡脚，并按摩脚底同样可以起到补阳虚的作用。

注意事项：切不可盲目追求将痧全出透

1. 刮痧应多用补法刮拭

阳虚体质的人要通过刮痧达到补肾阳的效果，一定要注意刮拭手法。首先要用补法刮痧，适合按压力小的快速刮法。因为阳气不足，所以要补。

2. 部位不多，时间别求长

一次不要刮太多的部位，刮拭单个部位的时间也不要过长，不要让毛孔开得太大，因为开得太大，就很容易将阳气宣泄出去，达不到补益的效果。

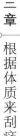

3. 适合短时间隔衣刮拭

阳虚的人适合短时间隔衣刮拭，只要刮到局部微微发热即可，如直接在皮肤上刮拭，以不出痧为标准，刮至皮肤温热即可。

4. 每次刮拭出少量痧即可

如遇到有些部位因阳气不足导致经脉气血瘀滞，出现疼痛症状，每次刮痧只要刮出少量痧即可，不必追求一次将痧全部出透，那样会消耗阳气。应分多次慢慢刮痧治疗，使瘀滞的经脉逐渐疏通。

气虚怎么刮

"气""津液"是构成人体和维持人体生命活动的基础物质，而其中起主导作用的是"气"。气虚的症状便是"气"不足到疲劳、倦怠、发冷等，造成免疫力低下，易患感冒且长时间不愈。气虚体质保健刮痧重在益气健脾，增强抵抗力。

 体质特点：肌肉松软多气虚

气虚证：是指正气不足、脏腑功能低下的症候。

形体特征：肌肉松软，体型偏虚胖或胖瘦均有。

心理特征：性格内向，情绪不稳定，胆小，不喜欢冒险。

常见症状：肢体容易疲乏、精神不振、气短懒言、语音低怯、易出汗、舌淡红、舌边有齿痕、脉象虚缓，或面色萎黄或淡白、唇色少华、毛发不泽、头晕、健忘，大便正常或虽便秘但不结硬，或大便不成形，便后仍觉未尽。

适应能力：不耐受寒邪、风邪、暑邪。

易患疾病：感冒、疲劳综合征、贫血、内脏下垂、虚劳等病；或病后抗病能力弱，易迁延不愈。

刮拭总则：刮拭肺俞穴，补虚益气

　　气是一身之动力，气虚则动力不足。中医学认为，"气"是构成人体及维持生命活动的最根本、最微细的物质。"正气存内，邪不可干。"正气不足，外邪侵犯人体。人体气有三个来源，分别是先天元气、脾胃吸收饮食精微之气和呼吸自然界的清气。所以，调理气虚质，要从培补元气、健脾益气、补气益肺入手。

　　现代研究证明，刮拭肺俞穴能明显改善肺功能，具有调补肺气、补虚清热的功效。肺俞穴属于足太阳膀胱经上的背俞穴之一，其定位为正坐或俯卧，在背部，当第3胸椎棘突下，旁开1.5寸处。用刮痧板刮拭（隔衣刮）肺俞穴，可以每天刮拭1～2次，每次10～20分钟。

　　但在运用刮痧调理气虚体质时要注意一点，因为气虚者体质虚弱，在刮痧时应以补法为主，即在刮痧操作时，力度要小，速度要慢，切忌用力过猛，以避免过度消耗体液，造成虚脱。

 背部：刮拭志室及俞穴，缓解气虚疲乏

【刮痧选穴】肺俞穴、脾俞穴、胃俞穴、肾俞穴、志室穴。

肺俞穴：在背部，当第3胸椎棘突下，旁开1.5寸。

脾俞穴：在背部，当第11胸椎棘突下，旁开1.5寸。

胃俞穴：在背部，当第12胸椎棘突下，旁开1.5寸。

肾俞穴：在背部，当第2腰椎棘突下，旁开1.5寸。

志室穴：在背部，当第2腰椎棘突下，旁开3寸。

【刮痧操作】

（1）用刮痧板从上向下依次刮拭膀胱经肺俞穴、脾俞穴、胃俞穴、肾俞穴、志室穴。

（2）气虚体质者每次刮拭部位不可过多，应用补法刮拭，且刮拭时间不可过长，每个部位只要局部有热感或少量出痧即可。

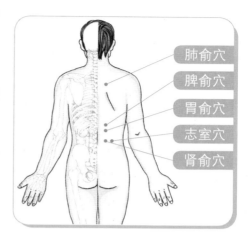

肺俞穴
脾俞穴
胃俞穴
志室穴
肾俞穴

【刮痧功效】刮拭此组穴位可以益气健脾，调气利水，增强身体抵抗力，从而有效地改善气虚体质。

 ## 腹部：从任脉到胃经，调理胃肠不气虚

【刮痧选穴】上脘穴、中脘穴、下脘穴、天枢穴。

上脘穴：在上腹部，前正中线上，当脐中上5寸。

中脘穴：在上腹部，前正中线上，当脐上4寸。

下脘穴：在上腹部，前正中线上，当脐中上2寸。

天枢穴：在腹中部，平脐中，距脐中2寸。

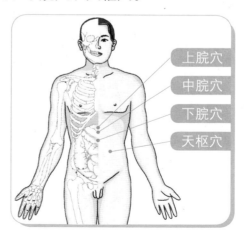

上脘穴
中脘穴
下脘穴
天枢穴

【刮痧操作】

（1）从上脘穴经中脘穴刮拭至下脘穴处。

（2）重点刮拭天枢穴。

（3）以上每个部位刮拭30～36次。可隔日进行操作，需慢慢调养，切不可急于求成。

【刮痧功效】本组刮痧可增强胃动力，调理胃肠，促进水谷精微之气的化生，改善气虚体质。

 下肢：刮拭足三里等穴，强肾健脾补气虚

【刮痧选穴】足三里穴、条口穴、下巨虚穴、涌泉穴。

足三里穴：在小腿前外侧，当犊鼻下3寸，距胫骨前缘1横指（中指）。

条口穴：在小腿前外侧，当犊鼻下8寸，距胫骨前缘1横指（中指）。

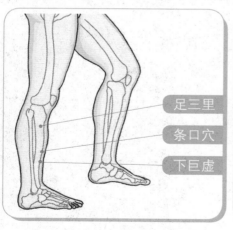

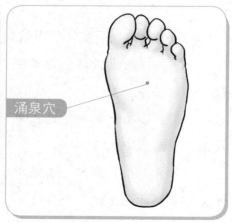

下巨虚穴：在小腿前外侧，当犊鼻下9寸，距胫骨前缘1横指（中指）。

涌泉穴：在足底部，卷足时足前部凹陷处，约当第2、第3趾趾缝纹头端与足跟连线的前1/3与后2/3交点上。

【刮痧操作】

（1）从足三里穴经条口穴刮拭至下巨虚穴。

（2）点按（或角刮）足底涌泉穴。

（3）以上每个部位刮拭30～36次，涌泉穴可点按50～100次。可隔日进行操作，需慢慢调养，切不可急于求成。

【刮痧功效】本组刮痧中足三里穴是人体补气补血的养生要穴，可健脾和胃，补气虚，而涌泉穴是肾经起穴，也是强肾补气虚的重要穴位。

 注意事项：力度适中，多应用补法刮拭

1. 不必强求出痧

气虚体质在进行刮痧时，如在隔衣刮拭过程中出现疼痛需查看是否有痧的出现，如有痧，就涂上刮痧油，以避免皮肤受到伤害。

2. 部位适当，时间适中

每次刮拭部位不可过多，刮拭时间不可过长，每个部位只要局部有热感或少量出痧即可，刮痧后往往因为出血、出痧多，进而加剧气血不足的症状。

3. 多应用补法刮拭

气虚体质者的体能偏低，肌肉松软，且过劳易于耗气，应用补法进行刮拭，重点穴区可短时间用平补平泻手法。

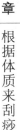

4. 定位不准刮拭法

刮痧时如果不能准确确定穴位也没有关系，只需用刮痧板1/3处的面刮拭，部位对了穴位自然也会刮到。

5. 注意避风保暖

刮痧后要注意避风，防寒保暖，防止风邪、寒邪入侵。

6. 刮痧后喝1杯温开水

刮痧后喝1杯温开水，可适当加点糖或盐，以补充人体所消耗的能量。

气郁怎么刮

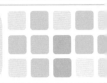

气郁体质是指由于长期情志不畅、气机郁滞而形成的以性格内向不稳定、敏感多疑为主要表现的体质形态。气郁体质保健刮痧重在疏肝利胆，解郁除烦。

体质特点：胸胀易怒，让你"气不顺"

气郁证：因情志不舒，气机郁结所致的胸满胁痛、噫气腹胀的症候。

形体特征：瘦人偏多。

心理特征：内向，敏感多疑。

常见症状：以忧郁脆弱、对精神刺激适应力较弱、面貌忧郁、时常烦闷不乐为主要表现，同时伴有胸胁胀闷疼痛、疼痛走窜不定、多善太息、喉间有异物感、睡眠差、容易受到惊吓、健忘、痰多、大便多干、小便正常、舌淡红、苔薄白、脉象弦细等表现。

适应能力：不耐受阴雨连绵的天气。

易患疾病：抑郁症、梅核气、肿瘤等。

明代著名医家张景岳说："人之有生，全赖此气。"我们的身体要不断地得到气的濡养才能维持生命的活动。当气不能外达而滞于体内时，便会形成"气郁"。

　　一般来说，气郁和人本身的性格有关，有的人平素性情急躁易怒，易激动，有的人经常郁郁寡欢，疑神疑鬼。这几种性格的形成，可能是先天遗传，也有可能是生活中受到精神刺激、突然惊吓、恐惧等所致。有些人由于个人欲望得不到实现，长期忧愁、郁闷、焦虑等，有了心事也不愿意讲出来，自己也不能化解，时间一长，堵在心里的怨气越来越多，就觉得心烦胸闷，引起气机运行不畅。中医学认为，人体"气"的运行主

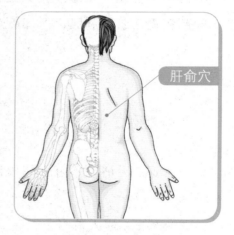

肝俞穴

要靠肝的调节，气郁主要表现在肝经所经过的部位气机不畅，所以又叫作"肝气郁结"。肝郁需要疏理，刮拭肝俞穴具有疏肝利胆、滋养肝肾的功效。肝俞穴属于足太阳膀胱经，为背俞穴之一，在背部，当第9胸椎棘突下，旁开1.5寸。保健刮拭则是隔着衣服刮拭肝俞穴，以疏通经络、调行气血为目的，可以每天刮拭1~2次，每次大约10分钟即可。需要注意的一点是，气郁体质者一般形体偏瘦，刮痧时应以补法为主，辅以平补平泻手法。

背部：肝俞穴、胆俞穴，"肝胆相照" 调气郁

【刮痧选穴】肝俞穴、胆俞穴。

肝俞穴：在背部，当第9胸椎棘突下，旁开1.5寸。

胆俞穴：在背部，当第10胸椎棘突下，旁开1.5寸。

【刮痧操作】用面刮法由上而下依次刮拭肝俞穴、胆俞穴，力度适中，至出痧为止。

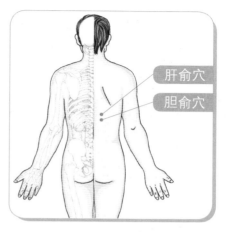

【刮痧功效】依据中医学的"肝胆相照"，认为肝脏与胆腑经常互补互助而发挥机能。二者结合可疏肝利胆调气郁。

 ## 胸部：刮拭胸部两侧及膻中穴，气顺心畅

【刮痧选穴】膻中穴。

膻中穴：在前正中线上，两乳头连线的中点。

【刮痧操作】

（1）从胸部中间向两腋方向刮拭，不宜过重，如体型较瘦者可以刮拭肋间隙。

（2）重点刮拭膻中穴，可

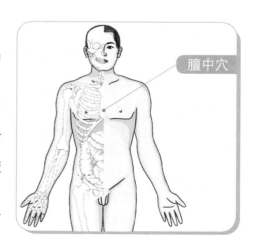

以每天刮拭1～2次，每次10分钟。

【刮痧功效】刮拭胸部两侧能起到宽胸、宣肺、理气的作用；而膻中穴是心包经经气聚集之处，也是宗气聚汇之处，可起到通调冲任经气之功效，改善胸痹心痛、心悸、呼吸困难、咳嗽呃逆等。

下肢：刮拭足三里、大敦等穴，疏肝解郁

【刮痧选穴】足三里穴、丰隆穴、太冲穴、大敦穴。

足三里穴：在小腿前外侧，当犊鼻下3寸，距胫骨前缘1横指（中指）。

丰隆穴：在小腿前外侧，外踝尖上8寸，条口穴外，距胫骨前缘2横指（中指）。

太冲穴：在足背侧，当第1、第2跖骨间隙的后方凹陷处。

大敦穴：在足大趾末节外侧，距趾甲角0.1寸。

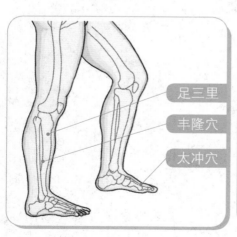

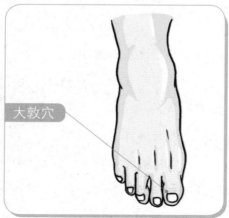

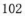

【刮痧操作】

（1）隔衣刮拭小腿外侧的足三里穴、丰隆穴，每天刮拭1～2次，每次约10分钟。

（2）刮拭脚背的太冲穴、大敦穴，每天刮拭1～2次，每次约10分钟。

【刮痧功效】刮拭足三里穴、丰隆穴，可起到化痰、和胃、健脾的功效；大敦穴为肝经井穴，配太冲穴可疏肝解郁。

 注意事项：从上至下，刮痧方向是关键

1. 由上而下，由内侧向外侧刮痧

顺着一个方向刮拭，不要来回刮，原则上由上而下，由内侧向外侧。面部由内侧刮向外侧，头部由头顶向周围，项部由上向下外，背腰部由上而下及由内侧向外侧，腹部由上而下，四肢由上而下。应刮完一处之后，再刮另一处，不可无次序地东刮一下西刮一下。以皮肤出现痧点、紫斑即可，不可强求出痧。

2. 根据身体状况，出痧可多可少

气郁体质根据身体状况不同，出痧可多可少。对于不易出痧者，只要毛孔微微张开或局部发热即可停止刮痧。

3. 刮痧以疏肝解郁为主

焦虑、抑郁、烦躁，长期的精神压力会导致整个身体机能的紊乱。中医学认为，正常的情绪活动依赖于气机的调畅，而肝脏

能疏通气机，因此能调节情志。专家建议，人体两侧的胁肋部有肝经分布，刮拭这个区域能疏肝解郁，重点是两乳头连线和第六肋间交点的期门穴。刮拭时，动作要慢，寻找并刮拭疼痛或有结节的部位。

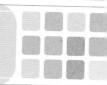

第五节 痰湿怎么刮

痰湿体质是指由于水液内停致痰湿凝聚而出现的以黏滞重浊为主要特征的体质状态，表现为体内代谢废物堆积，不能及时排出体外。痰湿体质保健刮痧重在益气健脾，利湿化痰。

 ### 体质特点：胸闷、多汗，都是痰湿惹的祸

痰湿证：由于人体脏腑、阴阳失调，气血津液运化失调，易形成痰湿的症候。

形体特征：体形肥胖、腹部肥满松软。

心理特征：性格偏温和稳重恭谦、和达，多善于忍耐。

常见症状：面部皮肤油脂较多，多汗且黏，胸闷，痰多；或面色淡黄而暗，眼泡微浮，容易困倦，平素舌体胖大，舌苔白腻，口黏腻或甜，身重不爽，脉滑，喜食肥甘甜黏，大便正常或不实，小便不多或微浑。

适应能力：对梅雨季节及潮湿环境适应能力差。

易患疾病：原发性高血压、糖尿病、肥胖症、高脂血症、痛风、冠心病、代谢综合征、脑血管疾病。

在生活中我们经常见到一些大腹便便、满面油光、行动笨拙的人，按中医体质学的说法，这种胖人属于痰湿体质。痰湿体质跟先天禀赋有关系，所以，如果父亲或母亲一方出现向心性肥胖，子女就要尤其小心，在饮食、运动方面要多加注意。痰湿体质另一个更重要的形成因素是后天失养，脾胃功能运化欠佳造成的。正常情况下，痰湿是应该排出体外的，为什么会在体内积聚呢？就是因为暴饮暴食，饮食无规律，或者厚腻食物吃得过多，侵害了脾胃的运化功

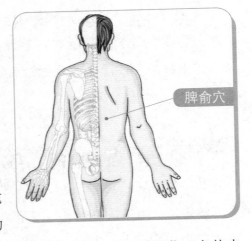

脾俞穴

能，导致多余的东西排不出去，造成痰湿积聚。形象地讲，人体内的体液，一开始犹如纯净水，随着饮食起居的不科学，比如偏好油腻、甜味食品和缺乏运动，纯净水中混入了油脂、糖浆、代谢垃圾等，再加上缺乏运动，则水流不畅，甚至成为死水，慢慢形成黏滞重浊的液体，引发一系列痰湿表现。

痰湿的形成虽源于脾胃功能的失常，但它反过来也会削弱脾胃的运化功能。"脾主四肢"，脾胃功能减弱，气血不足，或者痰湿阻滞营养物质滋养人体，则表现出周身疲倦、身重不爽、口黏腻或甜等痰湿内阻之象。所以，出现痰湿体质，以通利三焦、健脾利湿、化痰泻浊为调补原则。脾主运化，脾俞穴是脾脏的精气输注于背部的位置，和脾直接相连，所以刺激脾俞穴能很快恢复脾的运

化功能。脾俞穴是足太阳膀胱经上的经穴，取穴时应采用俯卧的姿势，脾俞穴位于人体背部，在第11胸椎棘突下，旁开1.5寸。从上向下刮拭脾俞穴，一气呵成，中间不要停顿。

背部：刮拭"三俞穴"，出痧祛湿显奇效

【刮痧选穴】肺俞穴、脾俞穴、肾俞穴。

肺俞穴：在背部，当第3胸椎棘突下，旁开1.5寸。

脾俞穴：在背部，当第11胸椎棘突下，旁开1.5寸。

肾俞穴：在腰部，当第2腰椎棘突下，旁开1.5寸。

【刮痧操作】用面刮法或双角刮法由上而下依次刮拭脊背两

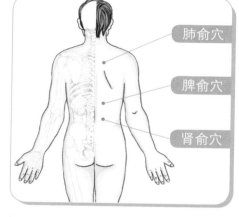

侧的肺俞穴、脾俞穴，肾俞穴，力度适中，以出痧为止。

【刮痧功效】人体每天都在不停地进行着新陈代谢的活动，代谢过程中产生的废物要及时排泄出去。本组刮拭能够及时地将体内代谢的"垃圾"刮拭到体表，达到出痧祛湿的功效，使体内的血流畅通，恢复自然的代谢活力。

胸腹：刮拭中府、上脘等穴，痰湿不侵

【刮痧选穴】中府穴、上脘穴、下脘穴、石门穴、关元穴、章

门穴。

中府穴：在胸外侧部，平第一肋间隙处，距前正中线6寸。

上脘穴：在上腹部，前正中线上，当脐中上5寸。

下脘穴：在上腹部，前正中线上，当脐中上2寸。

石门穴：在下腹部，前正中线上，当脐中下2寸。

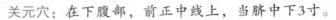

关元穴：在下腹部，前正中线上，当脐中下3寸。

章门穴：在侧腹部，当第11肋游离端的下方。

【刮痧操作】用面刮法或角刮法从上向下依次刮拭中府穴、上脘穴至下脘穴、石门穴至关元穴、章门穴，力度适中，至出痧为止。

【刮痧功效】本组刮痧能调理脾胃，健脾化湿，和胃降逆。脾胃康健必当痰湿不侵。

 注意事项：刮走痰湿，健脾是关键

1. 刮痧减肥以健脾为主

痰湿体质多肥胖，这类肥胖者运用刮痧减肥时首先要从健脾开始，要先强化脾的运化功能，也就是固本培元。这样脾的功能正常了，吸收进的水谷精微物质就能通过脾的转运，到达身体的各个部位，凸起的大肚子也可以渐渐平复。

2. 局部有热感即可

痰湿体质刮痧过程中，不易出痧。不可为追求出痧，刮拭时间过长。只要局部毛孔微张或局部有热感即可停止刮痧。

3. 可兼用拔罐排除体内湿气

痰湿体质可兼用拔罐排除体内湿气的效果较好。拔罐时罐体内水雾的多少和皮肤是否出现水疱可以提示体内湿气的多少。

血瘀怎么刮

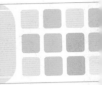

血瘀体质是指由于体内血液运行不畅或瘀血内阻，而表现出一系列以血流不畅为主要外在征象的体质状态。血瘀体质保健刮痧重在疏通经络，活血化瘀。

体质特点：瘀斑、疼痛，血瘀面子不好看

血瘀证：是由于瘀血内阻而出现以疼痛、肿块、出血、舌青紫为主症的症候。

形体特征：瘦人多见。

心理特征：性急、烦躁、健忘。

常见症状：以面色晦暗、皮肤有色素沉着、易出瘀斑、易患疼痛、口唇暗淡或紫、舌质暗有瘀斑、舌下静脉曲张、脉象细涩或结代为主要表现，同时伴有眼眶黯黑、鼻部暗滞、头发易脱落、皮肤干，女性多有痛经、闭经症，或经血中有紫黑之血块等表现。

适应能力：不耐受风邪、寒邪等。

易患疾病：冠心病、脑血管疾病、血管神经性头痛、下肢静脉曲张、黄褐斑、闭经等。

刮拭总则：刮拭天宗穴，活血祛瘀

血瘀体质的人经脉的血液不能及时排出和消散，而停留于体内，或血液运行不畅，淤积于经脉或脏腑组织器官之内，从而出现一系列体质特点。

血瘀体质的主要症候是血行迟缓不畅，多半是长期抑郁，或久居寒冷地区，以及脏腑功能失调所致，身体较瘦的人多见。

其临床表现为当血瘀滞于脏腑、经络某一局部时，则发为疼痛，痛有定处，得温而不减，甚

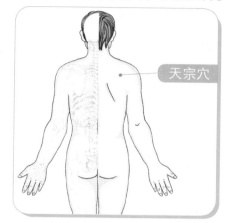

天宗穴

至形成肿块。此类型的人，有些明明年纪未到就已出现老人斑，有些常有身体上某部位疼痛的困扰，比如女性生理期容易痛经，男性身上多有瘀青，身体上的疼痛在夜晚加重等。

血瘀体质经过刮痧调理是可以得到平和的，刮痧以活血化瘀为主要原则。天宗穴具有活血化瘀、消肿止痛、舒筋活络的特殊功效。天宗穴乃局部之穴，属手太阳小肠经。"天"指上部；"宗"指"本"，含中心之意。穴位位于肩胛冈中点下窝正中，取穴时采用正坐位，自然垂臂，在人体肩胛部，当肩胛骨冈下窝中央凹陷处，与第4胸椎相平。每天自下而上地刮拭天宗穴，可有效改善血液循环。

需要注意的是，每次对天宗穴进行刮痧，颜色均为紫红、暗青色，伴有严重疼痛时，应该及时到医院做进一步的检查，警惕潜在的体内病理变化，必要时综合防治。

背部：刮拭大椎等穴，气血不瘀体畅通

【刮痧选穴】大椎穴、心俞穴、膈俞穴、肝俞穴、胆俞穴、天宗穴。

大椎穴：在后正中线上，第7颈椎棘突下凹陷处。

心俞穴：在背部，当第5胸椎棘突下，旁开1.5寸。

膈俞穴：在背部，当第7胸椎棘突下，旁开1.5寸。

肝俞穴：在背部，当第9胸椎棘突下，旁开1.5寸。

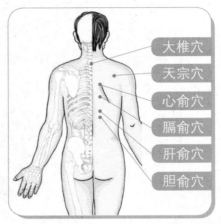

大椎穴
天宗穴
心俞穴
膈俞穴
肝俞穴
胆俞穴

胆俞穴：在背部，当第10胸椎棘突下，旁开1.5寸。

天宗穴：在肩胛部，当冈下窝中央凹陷处，与第4胸椎相平。

【刮痧操作】用面刮法或双角刮法从上向下分别刮拭大椎穴、心俞穴至膈俞穴、肝俞穴、胆俞穴、天宗穴。

【刮痧功效】本组刮痧主要从背部督脉和膀胱经入手外调，督脉为阳脉之海，膀胱经多气多血，通过刮痧来刺激这两条经脉，对全身的血液微循环会有一个很好的改善作用，这样气血就能正常运行，不会瘀滞，身体畅通，各种毛病就少了。

 ## 胸部：刮拭膻中至中庭，血瘀悄然去无踪

【刮痧选穴】膻中穴、中庭穴。

膻中穴：在前正中线上，两乳头连线的中点。

中庭穴：在胸部，当前正中线上，平第5肋间，即胸剑结合部。

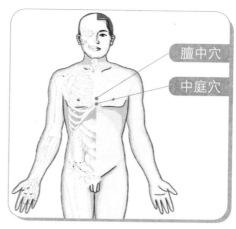

膻中穴
中庭穴

【刮痧操作】用角刮法由上而下刮拭膻中穴至中庭穴，力度适中，至出痧为止。

【刮痧功效】本组刮痧中，膻中穴、中庭穴相配伍，可促进体内血液、水液的代谢和运行，让血瘀悄然去无踪。

 四肢：刮拭曲池等穴，解决血瘀就地取材

【刮痧选穴】合谷穴、曲池穴、足三里穴、三阴交穴、血海穴、内庭穴、支沟穴。

合谷穴：在手背，第1、第2掌骨间，当第2掌骨桡侧的中点处。

曲池穴：在肘横纹外侧端，屈肘，当尺泽穴与肱骨外上髁连线中点。

足三里穴：在小腿前外侧，当犊鼻下3寸，距胫骨前缘1横指（中指）。

三阴交穴：在小腿内侧，当足内踝尖上3寸，胫骨内侧缘后方。

血海穴：屈膝，在大腿内侧，髌底内侧端上2寸，当股四头肌内侧头的隆起处。

内庭穴：在足背，第2、第3趾趾间缝纹端。

支沟穴：在前臂背侧，当阳池穴与肘尖的连线上，腕背横纹上

3寸，尺骨与桡骨之间。

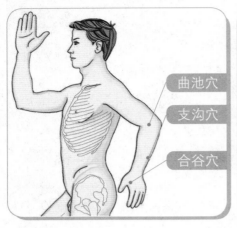
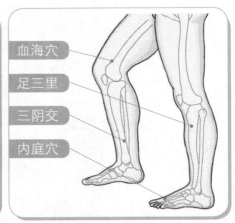

曲池穴
支沟穴
合谷穴

血海穴
足三里
三阴交
内庭穴

【刮痧操作】

（1）在需刮痧部位涂抹适量刮痧油。

（2）刮上肢外侧曲池穴至支沟穴和手部合谷穴，由上至下，中间不宜停顿，至皮肤发红、皮下紫色痧斑痧痕形成为止。

（3）刮下肢血海穴至三阴交穴，遇关节部位不可强力重刮，由上至下，中间不宜停顿，一次刮完，至皮肤发红、皮下紫色痧斑痧痕形成为止。

（4）重刮足部内庭穴，用刮板角部刮拭30次，以出痧为度。

【刮痧功效】本组刮拭中，合谷穴有宣通气血、行气活络的功效，能够调理血瘀引起的各种疼痛、色斑；曲池穴有良好的活血止痛、扶正祛邪的作用；血海穴有化血为气、运化脾血的功效，因此是调理血瘀证的重要穴位。

 注意事项：血瘀体质，以通为要务

血瘀体质不仅容易发生痤疮、痘痘等皮肤问题，更可怕的是易发生各种各样的肿瘤，像肝癌、直肠癌等。《素问·举痛论篇》中说："经脉流行不止，环周不休，寒气入经而稽迟，泣而不行，客于脉外则血少，客于脉中则气不通，故猝然而痛。"意思是经脉周流全身无休无止，如果寒邪侵入经脉，稽留不行，滞留经脉内外就会造成气滞或血瘀，所以就会产生疼痛。

经脉是循行气血的通道，输布着无形之气和有形之血供给生命活动，而血瘀体质的人由于体内气滞血瘀，经脉循行不畅，于是就会很容易产生各种以疼痛为主要表现的疾病，而且疼痛较为持久，位置固定，是那种刺痛，比如偏头痛、痛经、胃痛、胸痹、痹病等。如果瘀滞的时间久了就会生肿瘤包块。

可见，瘀血会造成经络不通，这实际上成为许多疾病产生和逐渐发展的关键问题。明白了这个道理，也就知道了血瘀体质者日常生活中最应该做的就是清除瘀堵，即血瘀以通为要务。采用刮痧的方法让经络通畅是不二的选择，经络畅通，生命之河就会健康地流淌。

第三章 根据体质来刮痧

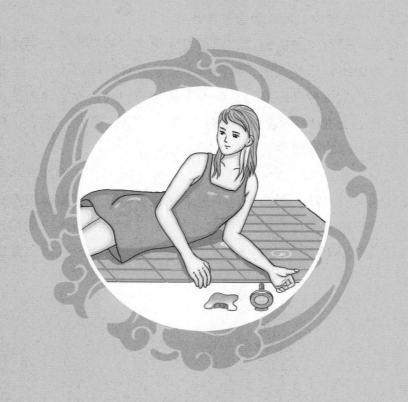

塑身减肥怎么刮

人类喜欢开发出身体的美感，尤其是女人，总希望自己变得苗条，从而在别人欣赏的目光里得到满足和自信。而肥胖是我们的天敌，它不仅会使我们看上去体态臃肿，影响美观，甚至还会影响我们的健康。刮痧在疏通气血的同时也帮助机体加速了对淤积脂肪的消耗，随时随地刮几下，减肥塑形与健康一举两得。

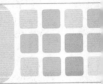

腰线是最能体现女性美感的地方之一，如果腰身恰到好处，即使胸部不够丰满，臀部不够上翘，在视觉上仍然给人以曲线玲珑的美感，反之，则会显得粗笨。

腹部：刮拭带脉穴，塑出你的动人腰线

【刮痧选穴】带脉穴。

带脉穴：在侧腹部，章门穴下1.8寸，当第11肋骨游离端下方垂线与脐水平线的交点上。

带脉穴

【刮痧操作】

（1）可以隔衣刮拭，也可以直接在皮肤上刮拭，每次刮拭10～15下。

（2）站立姿势刮拭时主动收缩腹肌效果更好。因刮拭时间较短，不必涂刮痧油。如果刮拭时间长，一定要涂刮痧油保护皮肤。

（3）注意有内脏下垂者，应自下向上刮拭。

【刮痧功效】刺激带脉穴可以让经络气血运行加快，并能强壮肾脏。此外，带脉穴还可以增强肠道蠕动，对于便秘的人有很好的通便效果，如果腰腹有赘肉的"游泳圈"，还有利于脂肪的代谢，减少赘肉的产生，在保养带脉的同时，有瘦身的效果。

腰背部：刮拭脾俞等穴，芊芊细腰亮出来

【刮痧选穴】脾俞穴、胃俞穴、腰阳关穴、腰俞穴。

脾俞穴：在背部，当第11胸椎棘突下，旁开1.5寸。

胃俞穴：在背部，当第12胸椎棘突下，旁开1.5寸。

腰阳关穴：在腰部，当后正中线上，第4腰椎棘下凹陷中。

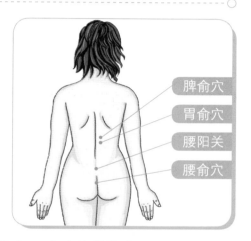

脾俞穴
胃俞穴
腰阳关
腰俞穴

腰俞穴：在骶部，当后正中线上，适对骶管裂孔。

【刮痧操作】在刮痧局部均匀涂抹刮痧油，采用泻法，自上而下，刮拭脾俞穴、胃俞穴、腰阳关穴、腰俞穴，刮至局部皮肤出现紫红色痧痕为度。

【刮痧功效】本组刮拭不仅可以促进局部的气血运行，还可以调节脏腑的功能，使全身的肌肉强健，形体健美，皮肤润滑。

下肢：刮拭居髎穴，消除腰臀部赘肉

【刮痧选穴】居髎穴。

居髎穴：在髋部，当髂前上棘与股骨大转子最凸点连线的中点处。

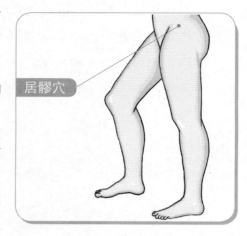

居髎穴

【刮痧操作】在刮痧局部均匀涂抹刮痧油，刮拭居髎穴，刮至局部皮肤出现紫红色痧痕为度。

【刮痧功效】居髎穴具有益肾强健、舒经活络的作用。长期坚持刮拭，可疏通腰臀部胆经之气血，消除腰臀部侧面肥胖，轻轻松松帮你打造性感小蛮腰。

瘦腹怎么刮

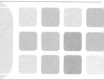

经常加班，久坐，腰腹容易发胖，而且还容易患上便秘，影响肤质和肤色。刮痧可以有效刺激肠道蠕动，促进腹部血液循环，有效改善消化系统机能，进而改善便秘的苦恼，且能起到燃烧脂肪、收腹的效果。

 腹部：顺时针方向刮拭去除"大肚腩"

【刮痧选穴】天枢穴、气海穴、关元穴。

天枢穴：在腹中部，平脐中，距脐中2寸。

气海穴：在下腹部，前正中线上，当脐中下1.5寸。

关元穴：在下腹部，前正中线上，当脐中下3寸。

【刮痧操作】

（1）以肚脐为中心，按顺时针方向用刮板进行刮拭按摩，力度均匀，不必过于用力，以腹部皮肤红润为度。

天枢穴

气海穴

关元穴

第四章

塑身减肥怎么刮

121

（2）采用角揉法按摩天枢穴、气海穴和关元穴。即以刮痧板的厚边棱角边侧为着力点或厚棱角侧面为着力点，着力于穴位，施以旋转回环的连续动作，带动皮肤下面的组织搓揉活动，用力适中。

【刮痧功效】长期坚持本组刮拭，能促进小肠蠕动，增加脂肪代谢，减少腹部和全身肥肉。

 背部：刮拭肾俞穴，肌肉不松瘦下来

【刮痧选穴】肾俞穴。

肾俞穴：在背部，当第2腰椎棘突下，旁开1.5寸。

【刮痧操作】先在刮拭部位均匀涂抹刮痧油，然后刮拭背部肾俞穴，以局部皮肤呈现红色斑点为度。

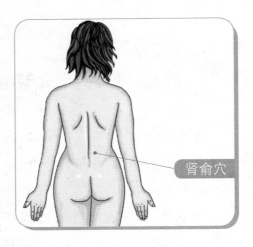

肾俞穴

【刮痧功效】肾俞穴能解决内分泌失调造成的身体过于肥胖或消瘦、肌肉松弛、四肢不温或月经不调等问题。

 下肢：刮拭丰隆穴，控制食欲好减肥

【刮痧选穴】丰隆穴。

丰隆穴：在小腿前外侧，当外踝尖上8寸，条口穴外，距胫骨前缘2横指（中指）。

【刮痧操作】在需要刮痧的部位均匀涂抹刮痧油，然后刮拭腿部丰隆穴。刮痧减肥要把握好力度，在自己可以承受的范围内用力快速刮。

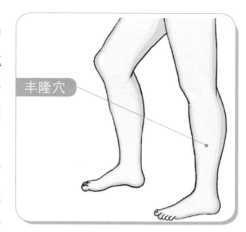

丰隆穴

【刮痧功效】丰隆穴有减少和抑制空腹感的作用。因此，通过对这一穴位的刺激，可以轻松地达到节食的效果。长期坚持具有减肥塑身的作用。

纤长美腿是完美身材的重要部分，如何能拥有一双美腿呢？刮痧能让腿部多余脂肪更快消耗掉，让腿部的肌肉变得更坚实，同时刮痧可以促进腿部肌肤的新陈代谢，加速肌肤代谢产物的排出，可以让腿部皮肤更细腻、润滑。

 胸腹：刮除痰湿，补气养虚，防止"腿粗体胖"

【刮痧选穴】膻中穴、中脘穴、关元穴。

膻中穴：在前正中线上，两乳头连线的中点。

中脘穴：在上腹部，前正中线上，当脐中上4寸。

关元穴：在下腹部，前正中线上，当脐中下3寸。

【刮痧操作】每个部位每次刮拭5～10下，每天刮拭1～2次。

【刮痧功效】中医学认为，

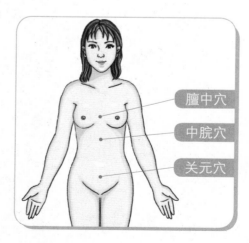

肥胖的原因不外虚实两种，其中以痰湿与气虚较为多见，这是符合

"肥人多痰湿""肥人多气虚"的理论的。本组刮拭能除痰湿，补气养虚，帮助促进肥胖的局部被动运动，加快新陈代谢，消除局部的水分和脂肪。

 腿部：刮拭伏兔等穴，紧致肌肉，消除"大象腿"

【刮痧选穴】伏兔穴、血海穴、风市穴、承扶穴。

伏兔穴：在大腿前面，当髂前上棘与髌骨外侧端的连线上，髌骨上缘上6寸。

血海穴：在大腿内侧，髌底内侧端上2寸，当股四头肌内侧头的隆起处。

风市穴：在大腿外侧的中线上，直立垂手时，中指尖处。

承扶穴：在大腿后面，臀下横纹的中点。

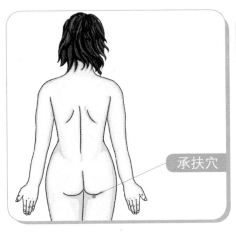

承扶穴

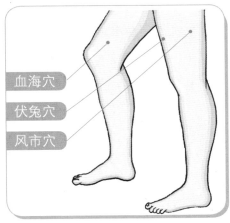

血海穴

伏兔穴

风市穴

【刮痧操作】

（1）从大腿根部的穴位开始，用刮痧板斜向下刮。两条腿的穴位必须对称刮，也就是必须刮完两条腿的同一穴位后才能刮下一个穴位。刮痧板须与所刮方向保持45°~90°的角度。

（2）也可以采取在穴位大概的位置大面积刮腿部，这样也能保证覆盖到有效穴位。

【刮痧功效】本组刮拭能促进血液循环，消除大腿肿胀，加快大腿脂肪消耗，使大腿变得修长。

 下肢：刮拭委中等穴，去除赘肉"亭亭玉立"

【刮痧选穴】委中穴、足三里穴、三阴交穴、悬钟穴、承山穴。

委中穴：在腘横纹中点，当股二头肌腱与半腱肌肌腱的中间。

足三里穴：在小腿前外侧，当犊鼻下3寸，距胫骨前缘1横指（中指）。

三阴交穴：在小腿内侧，当足内踝尖上3寸，胫骨内侧缘后方。

悬钟穴：在小腿外侧，当足外踝尖上3寸，腓骨前缘。

承山穴：小腿后面正中，委中穴与昆仑穴之间，当伸直小腿或足跟上提时，腓肠肌肌腹下出现的尖角凹陷处。

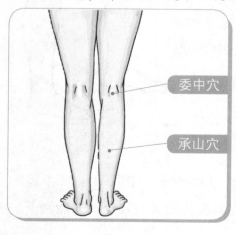

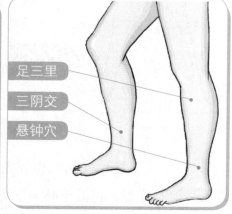

【刮痧操作】用刮痧板斜向下刮拭，两条腿的穴位必须对称刮，也就是必须刮完两条腿的同一穴位后才能刮下一个穴位。刮痧板须与所刮方向保持45°～90°的角度。

【刮痧功效】刮痧通过刮拭经络产生一定的刺激作用，当这些刺激传入脂肪组织时，可以加速脂肪的分解和抑制脂肪的合成。所以刮痧可以有效减脂，从而达到减肥的目的。在进行刮痧瘦腿后可以再做一会儿瘦腿瑜伽，或是像空中骑自行车的简单运动，效果会更明显。

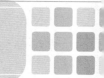

肩臂部看上去好像很简单，它就像一面简单而坚实的墙，没有特别之处，然而窈窕淑女最好的剪影就应该是她的侧影或背影，而肩臂部脂肪是最影响侧影和背影魅力的坏因子。经常对肩臂部及手臂经脉进行刮拭，不但能预防肌肉松弛和脂肪积聚，更能秀肩瘦臂。

 ## 刮拭肩上、肩前、上肢内侧，秀肩亮出来

【刮痧部位】肩上、肩前、上肢内侧。

【刮痧操作】用刮痧板长边以面刮法自上而下隔衣刮拭肩上、肩前、上肢内侧，在肌肉丰厚处应加大按压力，每天刮拭1～2次，每个部位每次刮拭10下左右。

【刮痧功效】本组刮拭可以促进新陈代谢，加速肌肤代谢产物的排出，避免脂肪积聚，增加肌肉运动。瘦肩臂贵在坚持，每日刮拭必见功效。

 ## 刮拭肩后、腋下、上肢外侧，瘦臂亮出来

【刮痧部位】肩后、腋下、上肢外侧。

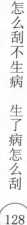

【刮痧操作】用刮痧板长边以面刮法自上而下隔衣刮拭肩后、腋下、上肢外侧，在肌肉丰厚处应加大按压力，每天刮拭1~2次，每个部位每次刮拭10下左右。

【刮痧功效】本组刮拭不仅能预防肌肉松弛和脂肪积聚而瘦臂，还可以疏通经脉，预防和治疗肩臂疼痛，对心肺、消化系统和内分泌系统有很好的保健作用。

 肩胛部：刮拭天宗等穴，圆润双肩瘦手臂

【刮痧选穴】天宗穴、秉风穴。

秉风穴：在肩胛部，冈上窝中央，天宗穴直上，举臂有凹陷处。

天宗穴：在肩胛部，当冈下窝中央凹陷处，与第4胸椎相平。

【刮痧操作】用面刮法从上向下刮拭秉风穴、天宗穴。每天刮拭1~2次，每个部位每次刮拭10下左右。

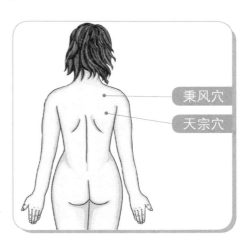

秉风穴

天宗穴

【刮痧功效】刮拭天宗穴，可以使颈肩气血旺盛，胸部气血畅通，并可舒缓肩背部肌肉，促进周身血液循环，消除女人"虎背"感；秉风穴与天宗穴的距离很近，就在抬起手臂时肩胛骨处的凹陷处，刮拭秉风穴，可有效圆润双肩，同时还可预防和治疗肩胛疼痛、上肢酸麻等病症。

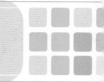

臀部丰满挺拔、结实可令腰部纤细的线条毕露，相反臀部下垂松弛，会令整个身材走样。如果说胸部是性感的指标，那么走样的臀部就是曲线的杀手了。坚持每日运动与刮痧相结合，一定会有很好的美臀效果。

 ## 腰部：刮拭腰眼穴，助你提臀、美臀

【刮痧选穴】腰眼穴。

腰眼穴：在腰部，当第4腰椎棘突下，旁开3.5寸凹陷中。

【刮痧操作】在刮拭部位均匀涂抹刮痧油，刮拭腰眼穴，刮至局部皮肤出现紫红色痧痕为度。

【刮痧功效】中医学认为，腰眼穴位于"带脉"（环绕腰部的经脉）之中，为肾脏所在部位。常刮腰眼穴，能温煦肾阳，畅达气血。夏季常刮腰眼穴，可使局部皮肤里丰富的毛细血管扩张，促进血液循环，有提臀、美臀的功效。

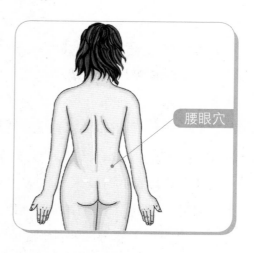

腰眼穴

【刮痧选穴】承扶穴。

承扶穴：在大腿后面，臀下横纹的中点。

【刮痧操作】用隔衣刮拭法，以较大的力按压，每日用面刮法从上向下刮拭承扶穴1～2次，每次刮拭10～20下即可。从下向上的刮拭可以对肌肉起到物理提拉的作用。

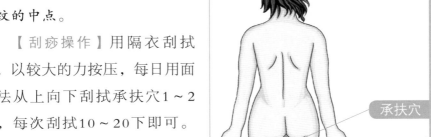

承扶穴

【刮痧功效】刮拭承扶穴，首先，可以刺激膀胱经，增强膀胱经排泄体内垃圾和废物的能力，对于促进脂肪的分解和排泄有着突出的作用；其次，承扶穴位于臀大肌之上，刮拭承扶穴，能够刺激臀大肌收缩，起到提臀塑形的作用；再次，刮拭承扶穴，直接作用于臀部，有助于促进臀部的血液循环，在加速臀部脂肪分解的同时，增强臀部皮肤和肌肉弹性，迅速起到美臀的效果；最后，刮拭承扶穴，还能预防和治疗臀部疼痛和痔疮。

 臀部：刮拭环跳穴，还你紧实、上翘臀部

【刮痧选穴】环跳穴。

环跳穴：在股外侧部，侧卧屈股，股骨大转子最凸点与骶管裂孔连线的外1/3与中1/3交点处。

【刮痧操作】在刮拭部位涂抹刮痧油，用刮痧板厚边棱角点，以较大的按压力刮拭环跳穴1～2次，每次刮拭10～20下即可。

【刮痧功效】刮拭此穴位，能增强臀部皮下脂肪代谢能力，消除多余脂肪，同时对下肢痿软、腰痛、阳痿、便秘也有显著疗效。

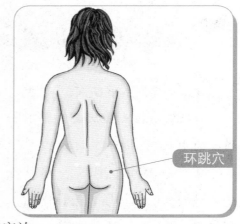

环跳穴

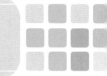

丰满的胸部是女性曲线美的重要部分，女性的乳房以丰盈而有弹性、两侧对称、大小适中为健美。利用中医丰胸穴位刮痧，通过穴位刺激丰胸更有效，单靠刮痧板就能刮出傲人曲线，何乐而不为！

胸部：刮拭膻中、天溪等穴，通气血升罩杯

【刮痧选穴】膻中穴、天溪穴。

膻中穴：在前正中线上，两乳头连线的中点。

天溪穴：在胸外侧部，当第4肋间隙，距前正中线6寸。

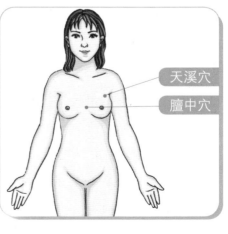

天溪穴

膻中穴

【刮痧操作】在刮拭部位均匀涂抹刮痧油，然后依次刮拭膻中穴、天溪穴，以局部皮肤呈现红色斑点为度。

【刮痧功效】本组刮拭具有理气、活血、通络的功效，刺激膻中穴可以最直接地激活雌性激素

第四章　塑身减肥怎么刮

133

的分泌，是丰胸中不可缺少的穴位；而天溪穴对乳房发育也有重要作用。

 肩部：刮拭肩井穴，让你罩杯日渐升级

【刮痧选穴】肩井穴。

肩井穴：在肩上，前直乳中，当大椎穴与肩峰端连线的中点，即乳头正上方与肩线交接处。

【刮痧操作】重点以刮拭刺激肩井穴为主。

【刮痧功效】肩井穴为足少阳胆经，足少阳胆经有一支脉，由下往上走胸侧部乳部，因

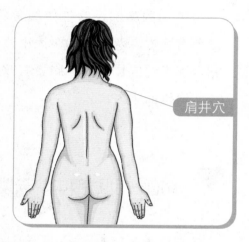

肩井穴

此，对肩井穴进行刮痧可影响胸侧乳部各筋，刺激乳房发育，让你的罩杯日渐升级。

 下肢：刮拭足三里穴，消除"飞机场"

【刮痧选穴】足三里穴。

足三里穴：在小腿前外侧，当犊鼻下3寸，距胫骨前缘1横指（中指）。

【刮痧操作】在刮拭部位均匀涂抹刮痧油，然后刮拭下肢足三里穴，以局部皮肤呈现红色斑点为度。

【刮痧功效】乳房属足阳明胃经，肝经和胃经对乳房的发育影响最大。足三里穴归属于足阳明胃经，是诸多经穴中具有养生保健价值的穴位之一，刮拭此穴能调养脾胃，促使求美者达到胃气充足的身体状态，丰胸目的便能顺利达成。

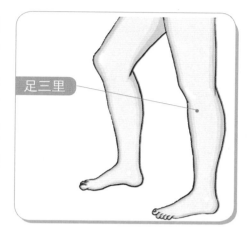

 ## 乳四穴：刮拭乳头四周，丰胸"就地取材"

【刮痧选穴】乳四穴。

乳四穴：在乳头为中心的垂直水平线上，上下左右分别距乳头2寸的四点处。

【刮痧操作】在刮拭部位均匀涂抹刮痧油，然后由外向内用泻法刮乳四穴。在刮拭乳四穴时手法应轻。

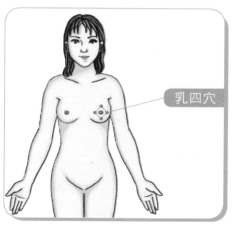

【刮痧功效】对乳头四周的乳四穴进行刮拭不仅能丰胸，还能改善体质，补充血气。

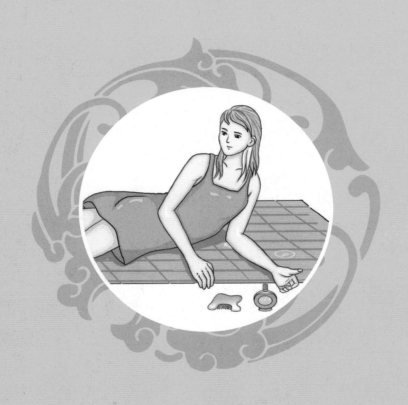

第五章

美容养颜怎么刮

"爱美之心，人皆有之。"刮痧作为一门美容的不二法门，理所当然地受到爱美人士的青睐。皮肤与内在脏腑、经络的联系，就像花朵与根茎的关系，根茎茂盛，花朵才能艳丽持久，刮痧正是通过疏通经络、促进脏腑健康这个根本入手，来保持靓丽容颜的。

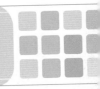

"一白遮三丑"，美白肌肤是所有女性所追求的。其实，美白就像是治病，治标不如治本，只有把内在肤质调理好，肌肤才能展现真正由内而外的自然美白光彩。

脸部：排除阳毒，生发阳气不做"黄脸婆"

【刮痧部位】脸上有6条阳经，可以整脸刮痧。

【刮痧操作】

（1）脸部刮痧前，脸要洗干净，抹上滋润物。

（2）刮痧板与脸部呈90°角，轻轻地刮拭。

（3）额头部位由下往上，从眉毛到发际，整个额头部位都要刮到。

（4）两颊以鼻子为中心点，横向刮，由上到下，由内往耳朵方向。

（5）人中也要刮，这里是子宫、卵巢的反射点，刮痧手法与刮脸颊部位相同。

（6）下巴同样横向刮，以下巴中间、鼻子下为中心点，往左、右两边单方向刮。

面部刮痧手法以轻盈为主，按经络循行，对重点穴位可稍稍施力，要求整体效应，一般刮到酸痛感消失即可停止。

【刮痧功效】面部进行刮拭刺激，通过全息元传递经络穴位反射区至内脏双向调节，以外达内，以内养外，调节各个器官的生理活动，以求体魄的健康和肌肤的白皙。刮痧时脸部会发热，那是因为体内的阳气带动热能，进而柔软角质层，代谢脸上废弃物。

 ## 背部：血瘀为斑，刮拭活血做"无瑕美人"

【刮痧选穴】肺俞穴、肝俞穴、肾俞穴。

肺俞穴：在背部，当第3胸椎棘突下，旁开1.5寸。

肝俞穴：在背部，当第9胸椎棘突下，旁开1.5寸。

肾俞穴：在腰部，当第2腰椎棘突下，旁开1.5寸。

【刮痧操作】先在背部涂抹刮痧油，然后用水牛角刮痧板用面刮法从上向下刮拭背部膀胱经肺俞穴、肝俞穴、肾俞穴。

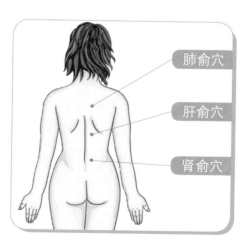

肺俞穴

肝俞穴

肾俞穴

【刮痧功效】肾主藏精，精足，阳气旺盛，肺主皮肤细胞的新陈代谢，刮拭以上部位能促进全身及皮肤细胞的代谢功能，加之面部刮痧，促进血液循环，活化细胞，可以加速黑色素的分解，美白皮肤。

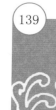

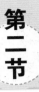

祛皱怎么刮

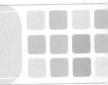

年龄的增长使得我们的肌肤水分不断地流失，皱纹也会出现在面部肌肤上。在我们的面部有几大跟皱纹的形成密切相关的穴位，通过对这些穴位的刺激，自然就起到了祛皱的作用，让你躲过岁月的袭击。

 眉眼间：刮拭眉间心肺区，补养心肺并祛皱

【刮痧部位】眉间心肺区。

眉间心肺区：**双眼中间的鼻梁处。**

【刮痧操作】按揉两眉眼之间肺区、心区，每个部位刮拭5～10下，至皮肤微热、潮红即可。

【刮痧功效】两眉眼间为心肺的全息穴区，通过对两眉眼间的刮拭，能补养心肺之气，使皮肤细腻柔嫩，延缓或减少面部皱纹的产生，并且还能清脑醒神，充沛精力，达到自然的健康美。

 眼角：刮拭太阳、瞳子髎穴，抚平眼尾小细纹

【刮痧选穴】太阳穴、瞳子髎穴。

太阳穴：在耳郭前面，前额两侧，外眼角延长线的上方。

瞳子髎穴：在面部，目外眦旁，当眶外侧缘处。

【刮痧操作】用刮痧板角部以平面按揉法分别按揉外眼角太阳穴、瞳子髎穴，用揉刮法轻刮皱纹部位。每个部位每次轻揉5～10下，至皮肤微热即可。

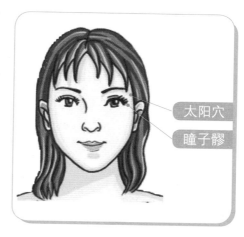

太阳穴

瞳子髎

【刮痧功效】本组刮拭能增强眼周肌肤的锁水能力，尽早抚平眼尾小细纹。

 额头：刮拭百会、阳白穴，淡化额头小细纹

【刮痧选穴】百会穴、阳白穴。

百会穴：在头顶正中线，前发际直上5寸，或两耳尖连线中点处。

阳白穴：在前额部，当瞳孔直上，眉上1寸。

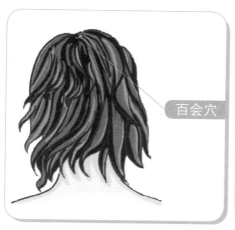

百会穴

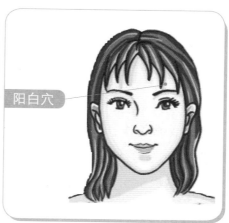

阳白穴

【刮痧操作】

（1）先用面刮法从前发际处刮向头顶部百会穴，再从百会穴向后刮拭后头部。重点刮拭百会穴。

（2）将刮痧板竖放在耳朵上部发际边缘，绕着耳朵从前向后刮拭两侧头部。用平刮法刮拭额头两侧胆经循行部位，重点用平面按揉法按揉阳白穴。

【刮痧功效】本组刮拭中，阳白穴是额头美容的要穴，配伍百会穴，可以淡化额头的小细纹，使面部红润、有光泽。

颈背部：刮拭天柱等穴，颈纹不再泄露年龄

【刮痧选穴】哑门穴、大椎穴、天柱穴、大杼穴。

哑门穴：在项部，当后发际正中直上0.5寸，第1颈椎下。

大椎穴：在颈部下端，第7颈椎棘突下凹陷处。

天柱穴：在项部大筋（斜方肌）外缘之后发际凹陷中，约当后发际正中旁开1.3寸。

大杼穴：在背部，当第1胸椎棘突下，旁开1.5寸。

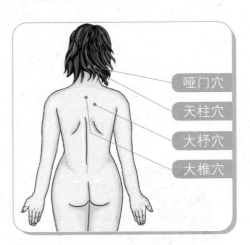

【刮痧操作】颈椎部位涂刮痧油，先刮拭颈椎中间督脉部位，用面刮法从哑门穴刮至大椎穴，再刮膀胱经天柱穴至大杼穴。

【刮痧功效】本组刮拭可以美化下巴到颈部的线条，并且能紧致颈部肌肤。

祛眼袋怎么刮

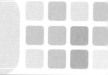

　　很多人认为，眼袋只跟上年纪的人有关系，其实不然，现代的生活压力很大，导致很多人即使很年轻，眼袋也已经逐渐浮现了。刮痧祛眼袋，主要是遵循经络循行，对面部穴位反射区，以及身体相应的穴位进行有秩序地刮拭和点按。

 ## 面部：刮痧祛眼袋，这样配穴最管用

　　【刮痧选穴】睛明穴、承泣穴、四白穴、太阳穴、阿是穴。

　　睛明穴：在面部，目内眦角稍上方凹陷处。

　　承泣穴：在面部，目正视瞳孔直下，当眼球与眶下缘之间。

　　四白穴：在面部，目正视瞳孔直下，当眶下孔凹陷处。

　　太阳穴：在耳郭前面，前额两侧，外眼角延长线的上方。

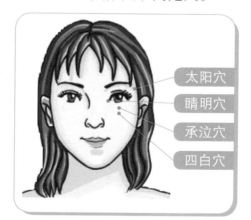

太阳穴
睛明穴
承泣穴
四白穴

　　阿是穴：以痛为腧，即人们常说的"有痛便是穴"。

　　【刮痧操作】用水牛角刮痧板的尖端采用点、按、揉等手法对睛明穴、承泣穴、四白穴、太阳穴、阿是穴进行刮拭梳理，手法宜轻柔。

【刮痧功效】本组刮拭有助于减轻眼部水肿，促进血液循环，消除下眼袋，同时对消除眼角纹和黑眼圈等都有良好的辅助作用。

 腹部：消除眼袋，面子问题从腹部刮起

【刮痧选穴】水分穴、气海穴、关元穴。

水分穴：在上腹部，前正中线上，当脐中上1寸。

气海穴：在下腹部，前正中线上，当脐中下1.5寸。

关元穴：在下腹部，前正中线上，当脐中下3寸。

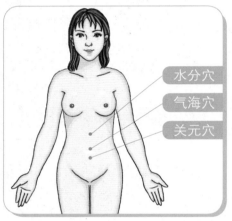

水分穴
气海穴
关元穴

【刮痧操作】用水牛角刮痧板按先上后下的顺序，刮拭以上穴位，力度宜先轻后重，直至出痧为度。

【刮痧功效】本组刮拭从身体上的穴位对症调理女性的身体体质，可以说是给女性朋友整个身体"做美容"。当然，美丽的成果也自然会体现在脸上。

祛黄褐斑怎么刮

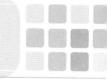

黄褐斑多发生于孕期、产后或中年人，其形成与体力透支、心理压力过大、月经不调、便秘有密切的关系。而刮痧有助于黄褐斑的祛除，留心搜集一些刮痧方法，以备不时之需。

刮拭面部及黄褐斑部位，消除瘀血斑痕

【刮痧部位】整个面部及黄褐斑部位。

【刮痧操作】

（1）涂抹刮痧油后，用刮痧板沿面部肌肉纹理走向与骨骼形态从内向外刮拭，刮拭的顺序是额头、眼周、面颊、口唇、鼻部、下颌。

（2）刮拭时刮痧板与皮肤的夹角要小于10°～15°。每个部位刮拭5～15下，并在有黄褐斑的部位缓慢刮拭。

【刮痧功效】黄褐斑多发生在经脉穴位附近。中医学认为，黄褐斑与经脉气血瘀滞有关。在全面刮拭面部的基础上，寻找黄褐斑下的痛点进行刮拭，有显著消斑的功效。

背部：刮拭"三俞穴"，调节脏腑，淡化黄褐斑

【刮痧选穴】肝俞穴、脾俞穴、肾俞穴。

肝俞穴：在背部，当第9胸椎棘突下，旁开1.5寸。

脾俞穴：在背部，当第11胸椎棘突下，旁开1.5寸。

肾俞穴：在腰部，当第2腰椎棘突下，旁开1.5寸。

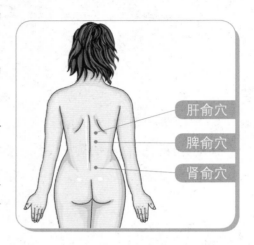

肝俞穴
脾俞穴
肾俞穴

【刮痧操作】将刮痧板在人体背部的肝俞穴、脾俞穴、肾俞穴双侧穴位，交替刮痧。

【刮痧功效】肝郁气滞、肾气不足、心脾两虚导致面部黄褐斑的出现，可通过刮拭背部肝俞穴、脾俞穴、肾俞穴来调节肝脾肾等有关部位，以此达到淡化黄褐斑的作用。

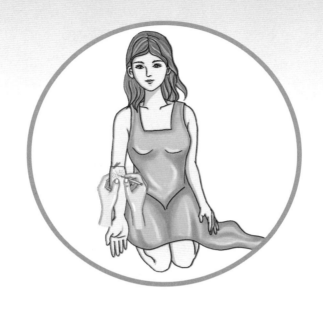

下篇 既病防变，生了病怎么刮

人吃五谷，孰能无病？内科病、外科病、男科病、妇科病、五官病、儿科病等常见病症不知困扰着多少人。在"就医难、看病贵"的今天，不知有多少人为疾病耗费大量财力和精力，可有的效果却并不尽如人意。刮痧治疗疾病不用针药，不仅节约了医疗费用，更能减少药物对身体的进一步损害，可谓一举多得。

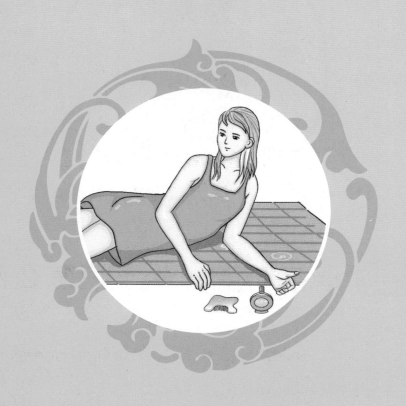

第六章

调治内科病怎么刮

内科疾病包罗万象、千奇百怪：头痛、咳嗽、感冒、失眠、高血压、低血糖、糖尿病、贫血症……真可谓不胜枚举、各有特色。刮痧作为降服诸多疾患的有力武器，不妨让其在诊治过程中与患者一起携手联袂、朝夕做伴。

感冒

诊　断 → 对症刮痧 → 增效食疗方

【诊断】

风寒感冒是因风吹受凉而引起的感冒。其症状主要表现为浑身酸痛、鼻塞流涕、咳嗽有痰、脉浮紧或浮缓、发热等。

风热感冒是由风热之邪犯表、肺气失和所致。其症状表现为发热重、微恶风、头胀痛、有汗、咽喉红肿疼痛、咳嗽、痰黏或黄、鼻塞黄涕、口渴喜饮、舌尖边红、苔薄白微黄。

暑湿感冒是因夏季闷热，湿度比较大，在这个时候大家都比较贪凉，比如吹空调等，感受了风寒之邪所致。症状主要表现为发热重、恶寒轻，一般患者没有寒冷的感觉，只是发热，出汗多但是不解热。

【对症刮痧】

风寒感冒

选穴：风池、大椎、肺俞、中府、少商、足三里。

方法：用单角刮法刮拭头部的风池，可起到疏风散寒的作用；用面刮法刮拭颈部的大椎以及背部的肩胛部，有退热的作用；用面刮法刮拭背部肺俞，可起到祛邪散寒的作用；用单角刮法刮拭中府、用面刮法刮拭手部大拇指上的少商，可起到解表清热、通利咽喉、苏厥开窍的作用；用面刮法刮拭下肢足三里，可以燥化脾湿、生发胃气。

风热感冒

选穴：风池、尺泽、外关、合谷、大椎。

方法：用单角刮法刮风池、用面刮法重刮大椎，有解表泻热的作用；用面刮法由上至下依次刮拭尺泽、外关、合谷，可起到解表止痛的作用，如缓解头痛、眩晕、颈部酸痛等。

暑湿感冒

选穴：膻中、中脘、足三里、孔最、支沟、合谷。

方法：用单角刮法由上至下刮拭胸部膻中，可起到理气化痰的作用，缓解胸闷、咳喘、吐逆等；用面刮法刮拭中脘、足三里，可起到和胃健脾、降逆利水的功效；用面刮法由上至下刮拭孔最、支沟和合谷，可起到宣肺解表的作用。

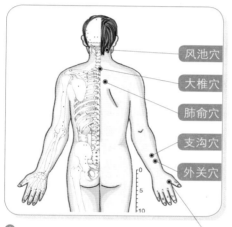

风池穴

大椎穴

肺俞穴

支沟穴

外关穴

❶
合谷穴　在手背，第1、第2掌骨间，当第2掌骨桡侧的中点处。

❷
足三里　在小腿前外侧，当犊鼻下3寸，距胫骨前缘1横指（中指）。

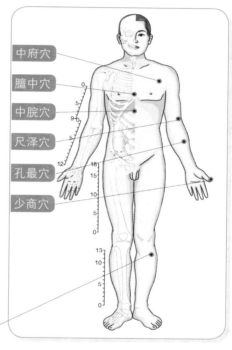

中府穴

膻中穴

中脘穴

尺泽穴

孔最穴

少商穴

增效食疗方　　姜糖饮：生姜15克（切片），红糖30克。水1碗，加入生姜，煮沸2分钟，再入红糖煮1分钟，即可趁热饮用，饮后盖被发汗。此饮辛温解表，可治疗风热感冒。

失眠

诊　断 → 对症刮痧 → 增效食疗方

　　失眠，是指经常不能获得正常的睡眠，轻者入寐困难，或寐而不酣，时寐时醒，醒后不能再寐；严重者可整夜不能入眠。

【诊断】

　　失眠可分为四种类型：肝郁化火型，多由恼怒烦闷而生，表现为少寐、急躁易怒、目赤口苦、大便干结、舌红苔黄、脉弦而数；痰热内扰型，常由饮食不节、暴饮暴食、恣食肥甘生冷或嗜酒成癖，导致肠胃受热、痰热上扰，表现为不寐、头重、胸闷、心烦、嗳气、吞酸、不思饮食、苔黄腻、脉滑数；阴虚火旺型，多因身体虚、精亏、纵欲过度、遗精，使肾阴耗竭、心火独亢，表现为心烦不寐、五心烦热、耳鸣健忘、舌红、脉细数；心脾两虚型，多为年迈体虚、劳心伤神或久病大病之后，引起气虚血亏，表现为多梦易醒、头晕目眩、神疲乏力、面黄色少华、舌淡苔薄、脉细弱。

【对症刮痧】

　　无论何种类型的失眠，刮痧大致可采用以下两种方法：

刮头部、背部经穴

　　选穴：百会、四神聪、心俞、脾俞、安眠、风池。

　　方法：用单角刮法刮拭头顶百会、四神聪，用面刮法自上而下刮拭背部的心俞至脾俞，能起到宁心安神、健脾、益气、养血的功效；用单角刮法刮拭头部的安眠、风池，可起到安神及疏调肝胆的作用。

刮头部、足底经穴

选穴：百会等头部经穴及足部经穴。

方法：每天早晨起床后用面刮法刮拭整个头部的经脉，用水牛角刮痧梳子以百会为起点，前后左右分别由百会向下刮，侧头部由前向后方刮拭，这样可起到畅达全身阳气、提高神经兴奋性的作用；每天晚上在睡觉以前刮拭两个足底，由脚趾向脚跟部刮拭，有利于脑神经迅速转为抑制状态而加速睡眠。

❶
四神聪　位于头顶部，当百会穴前后左右各1寸处，共4个穴位。

❷
百会穴　在头部，当前发际正中直上5寸，或两耳尖连线中点处。

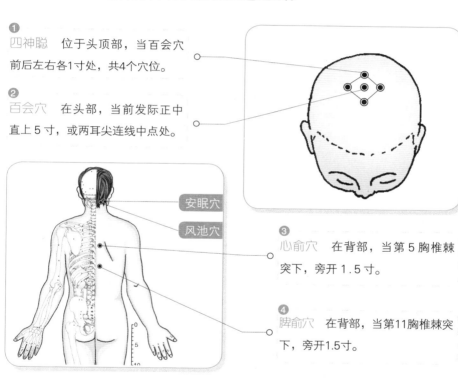

安眠穴
风池穴

❸
心俞穴　在背部，当第5胸椎棘突下，旁开1.5寸。

❹
脾俞穴　在背部，当第11胸椎棘突下，旁开1.5寸。

增效食疗方

　　　苦丁肉桂茶：苦丁茶5克，肉桂2克，夜交藤3克。将苦丁茶、肉桂、夜交藤碾成粗末，用过滤纸压边包裹，置茶杯中，开水冲入，加盖，静置10分钟，即可饮用。随冲随饮，味淡为止可调和阴阳，清心安神。

咳 嗽

诊　断 → 对症刮痧 → 增效食疗方

咳嗽是肺系疾患的主要症候之一，包括现代医学上的呼吸道感染、急慢性支气管炎、支气管扩张、各种肺炎等。中医学认为，本病多由外邪侵袭、肺气失宣所致，也可由于脏腑功能失调，累及肺脏，肺气失其肃降而发生。

【诊断】

咳嗽分为外感咳嗽与内伤咳嗽两大类。由风寒燥热等外邪侵犯肺系引起的咳嗽，为外感咳嗽。外感咳嗽有寒热之分，其特征是：发病急，病程短，常常并发感冒。因脏腑功能失调，内邪伤肺，致肺失肃降，引发咳嗽，为内伤咳嗽。内伤咳嗽的特征是：病情缓，病程长，因五脏功能失常引起。

【对症刮痧】

选穴

大杼、肺俞、尺泽、列缺、廉泉、天突。

方法

（1）用面刮法由上而下刮拭背部两侧的大杼至肺俞，可起到宣肺解表的功效，对治疗咳嗽很有帮助；用面刮法由上至下分别刮拭左右上肢的尺泽、列缺，可起到疏散肺经风寒、止咳化痰的功效。

（2）用面刮法自颈部廉泉由上而下慢慢刮拭，再分别刮拭颈前两侧部位；用单角法由天突缓慢向下刮拭；用平面刮法由内向外分别沿胸肋骨走行慢慢刮拭。此法可减轻局部炎症，对改善咳嗽症状疗效显著。

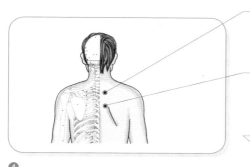

❶ 大杼穴 在背部，当第1胸椎棘突下，旁开1.5寸。

❷ 肺俞穴 在背部，当第3胸椎棘突下，旁开1.5寸。

❸ 廉泉穴 在颈部，当前正中线上，喉结上方，舌骨上缘凹陷处。

❹ 天突穴 在颈部，当前正中线上胸骨上窝中央。

❺ 尺泽穴 在肘横纹中，肱二头肌腱桡侧凹陷处。

❻ 列缺穴 在前臂桡侧缘，桡骨茎突上方，腕横纹上1.5寸，当肱桡肌与拇长展肌腱之间。

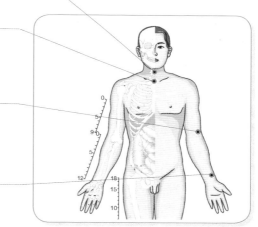

增效食疗方

梨丝拌萝卜：白萝卜250克，梨100克，生姜少许，麻油、精盐、味精适量。萝卜切成丝，用沸水焯2分钟捞起，加上梨丝、姜末少许及调料，拌匀凉食。可清热化痰、生津润燥，是风燥咳嗽较好的辅助治疗之剂。

蜜饯萝卜梨：白萝卜1个，梨1个，蜂蜜50克，白胡椒7粒。将白萝卜、梨洗净切碎，放入碗中，倒入蜂蜜，加白胡椒，装锅蒸熟即可。将白胡椒拣出，分两次温服。此方可发散风寒、止咳化痰，是治疗风寒咳嗽的良方。

头 痛

诊 断 → 对症刮痧 → 增效食疗方

头痛是人自我感觉到的一种症状，在临床上较为常见。头痛，既可单独出现，为病；亦可并发于其他疾病中，为症。中医认为，头痛一证，急性为"头痛"，慢性为"头风"。根据临床表现，一般又可分为外感头痛和内伤头痛两大类。急性头痛，多为外感；慢性头痛，多为内伤。

【诊断】

头痛的病因多因外感(六淫)和内伤(七情)所致。"伤于风者，上先受之"，"高顶之上，唯风可到"。所以，外感头痛，以风邪为多，因"风为百病之长"，为病每多兼挟，故又有风寒头痛、风热头痛、风湿头痛之分。内伤头痛，多因七情内伤、脏腑失调、气血不足所致，故又有肝火头痛、血瘀头痛、血虚头痛、气虚头痛、阴虚头痛、阳虚头痛和痰浊头痛之分。

【对症刮痧】

不论是什么原因引起的头痛，都与循行于头部的经脉气血失调、气滞血瘀有关。所以，刮拭寻找并疏通头部经络以及头部对应区的疼痛点，就可以快速缓解头痛症状。下面的刮痧方法适用于各种类型的头痛。

怎么刮不生病 生了病怎么刮

寻找头痛点重点刮拭

用刮痧梳以面刮法刮拭整个头部，首先刮拭头的两侧，从前往后刮，再以百会为中心，分别向周围刮拭。刮拭时注意寻找疼痛点，即疼痛区域。找到疼痛区域，应重点刮拭，每个疼痛区域刮至头皮处有热感为止。本法可起到疏通头部经络气血、快速治疗和缓解头痛的作用。

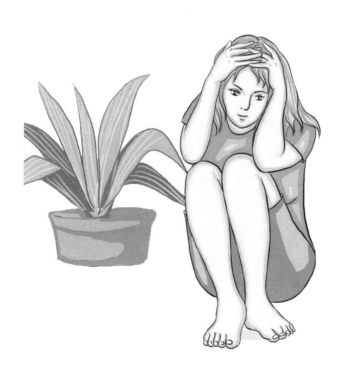

刮拭治疗头痛的单穴

选穴

太阳、百会、头维、合谷、太冲。

方法

太阳穴：用平面按揉法刮拭头部两边的太阳穴。太阳穴是治疗头痛的经外奇穴，刮拭太阳穴可以给大脑以良性刺激，能够解除疲劳、振奋精神、止痛醒脑，并且能继续保持注意力的集中。

百会穴：用刮痧板一角按揉头顶部的百会穴。百会穴与脑密切联系，是调节大脑功能的要穴。刮拭百会穴，能够通达阴阳脉络，连贯周身经穴，对于调节机体的阴阳平衡起着重要的作用，对治疗头痛有显著疗效。

头维穴：用平面按揉法按揉头部的头维穴。头维穴也是治疗头痛的要穴，刮拭头维穴可起到清头明目、止痛镇痉的作用。

合谷穴：用平面按揉法按揉双手手背的合谷穴、列缺穴，刮拭合谷穴能起到镇静止痛、通经活络、清热解表的作用；刮拭列缺穴能起到止咳平喘、通经活络、利水通淋的作用。因此，刮拭合谷穴和列缺穴对治疗感冒头痛有显著疗效。

太冲穴：用垂直按揉法按揉双足足背的太冲穴，力度稍微大些，对治疗偏头痛、头顶痛有显著疗效。

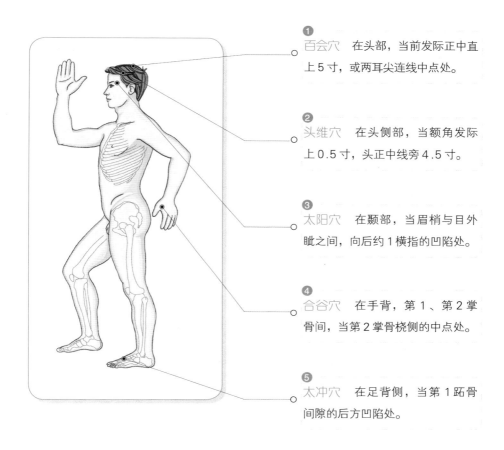

❶ 百会穴　在头部，当前发际正中直上5寸，或两耳尖连线中点处。

❷ 头维穴　在头侧部，当额角发际上0.5寸，头正中线旁4.5寸。

❸ 太阳穴　在颞部，当眉梢与目外眦之间，向后约1横指的凹陷处。

❹ 合谷穴　在手背，第1、第2掌骨间，当第2掌骨桡侧的中点处。

❺ 太冲穴　在足背侧，当第1跖骨间隙的后方凹陷处。

增效食疗方

半夏山药粥：怀山药30克，清半夏30克。山药研末。先煮半夏，取汁一大碗，去渣，调入山药末，再煮数沸，酌加白糖和匀，空腹食。可燥湿化痰，降逆止呕，适宜头痛兼见咳嗽、恶心呕吐者服用。

芹菜根鸡蛋汤：芹菜根250克，鸡蛋2个。上味同煮，蛋熟即成。早晚2次，连汤服食。可潜阳息风，滋补肝血，适用于头痛时作时止，经久不愈。

贫血

　　贫血是指单位容积血液内红细胞数和血红蛋白量低于正常的病理状态。病因有缺铁、出血溶血、造血功能障碍等。贫血的主要症状为头昏、眼花、耳鸣、面色苍白或萎黄、气短、心悸、身体消瘦、夜寐不安、疲乏无力、指甲变平变凹易脆裂、注意力不集中、食欲不佳、月经失调等。

【诊断】

　　缺铁引起的"缺铁性贫血"见于营养不良、长期小量出血，治疗应去除病因，并服铁剂。急性大量出血引起的"出血性贫血"须用输血或手术抢救。另还有红细胞过度破坏引起的"溶血性贫血"和造血功能障碍引起的"再生障碍性贫血"，治疗时既要增加营养及补血，又要重视补气，因为气能生血。严重的必须从补肾着手，因为肾中精华能化生成血。

【对症刮痧】

选穴

肺俞、肝俞、脾俞、肾俞、血海、足三里、三阴交、涌泉穴。

方法

　　（1）用面刮法由上而下依次刮拭肺俞、肝俞、脾俞、肾俞，可起到解表宣肺、清热理气、疏肝利胆、健脾和胃、利湿升清、益肾助阳、强腰利水之功效，可治疗贫血。

（2）用面刮法刮拭腿部的血海、足三里、三阴交穴，可起到调理脾胃、补中益气、通经活络、疏风化湿、扶正祛邪的功效，有助于贫血的治疗。

（3）用面刮法刮拭双脚脚底，尤其是涌泉穴，可起到镇静安神、疏肝明目、健胸壮骨的作用。

以上刮痧方法对治疗各种类型的贫血都有显著疗效。

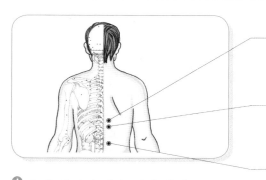

❶ 肝俞穴　在背部，当第9胸椎棘突下，旁开1.5寸。

❷ 脾俞穴　在背部，当第11胸椎棘突下，旁开1.5寸。

❸ 肾俞穴　在腰部，当第2腰椎棘突下，旁开1.5寸。

❹ 血海穴　屈膝，在大腿内侧，髌底内侧端上2寸，当股四头肌内侧头的隆起处。

❺ 足三里　在小腿前外侧，当犊鼻下3寸，距胫骨前缘1横指（中指）。

❻ 三阴交　在小腿内侧，当足内踝尖上3寸，胫骨内侧缘后方。

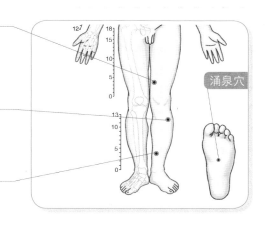

涌泉穴

增效食疗方　豆腐猪血汤：豆腐250克，猪血（羊血、牛血亦可）400克，大枣10枚。先将大枣洗净，与豆腐、猪血同放入锅中，加适量水，置火上煎煮成汤。饮汤，食枣。15日为一疗程。可补血，适用于产后妇女贫血症。

高血压

诊　断 → 对症刮痧 → 增效食疗方

高血压病属中医的"头痛""眩晕"等病范畴，是一种以体循环动脉血压升高为表现的临床综合征，多发生在40岁以上中老年人，是临床常见多发病。

【诊断】

高血压可分原发性和继发性两种。继发性高血压是由其他疾病引起，是肾脏病、糖尿病、内分泌疾病、颅内病变等所引起的一种症候，而不是一个独立的病。原发性高血压则称为高血压病，多因肝肾阴虚、肝阳上亢，或肾虚、阴虚阳亢，或精神受刺激、大脑紧张所致。可见原发性高血压是由于"阳亢"(或因虚致实)而导致人体大脑皮质功能紊乱而引起的。

高血压病除了血压升高外，还伴有颈后或头部胀痛、头晕眼花、心慌，或胸闷、四肢发麻，或头重脚轻如坐舟中，日久不愈。严重者还可引起动脉硬化或诱发中风等病变。高血压患者除服用降压药外，可配以刮痧疗法，会起到很好的疗效。

【对症刮痧】

选穴

百会、大椎、长强、肩井、肺俞、心俞、曲池、足三里、三阴交、太溪、太冲。

方法

（1）用面刮法重点刮拭头部的百会，并以百会为中心，呈放射状刮拭整个头部，直到头皮发热为止。

（2）用面刮法由上而下分段刮拭背部督脉大椎至长强，再以梳理经气法疏通督脉气血，可起到疏阳泻热的功效；用角刮法点按肩井穴，用面刮法分别刮拭背部两侧肺俞至心俞部位，可起到宣肺解热、调畅气机的作用。

（3）用平面按揉法分别按揉曲池、足三里、三阴交、太溪穴，用垂直按揉法按揉太冲，可起到健脾养胃、培补肾气、疏肝理气的功效。

❶
百会穴　在头部，当前发际正中直上5寸，或两耳尖连线中点处。

❷
肩井穴　在肩上，前直乳中，当大椎与肩峰端连线的中点上。

❸
大椎穴　在后正中线上，第7颈椎棘突下凹陷中。

肺俞穴
心俞穴
曲池穴
长强穴

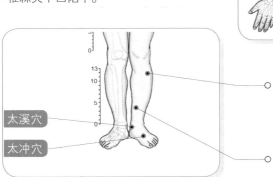

太溪穴
太冲穴

❹
足三里　在小腿前外侧，当犊鼻下3寸，距胫骨前缘1横指（中指）。

❺
三阴交　在小腿内侧，当足内踝尖上3寸，胫骨内侧缘后方。

增效食疗方

荷叶粥：新鲜荷叶1张，粳米100克，冰糖少许。将鲜荷叶洗净煎汤，再用荷叶汤同粳米、冰糖煮粥。早晚餐温热食。

醋泡花生米：生花生米浸泡醋中，5日后食用，每天早上10～15粒，有降压、止血及降低胆固醇的作用。

低血压

诊 断 → 对症刮痧 → 增效食疗方

低血压是指收缩压<90毫米汞柱，舒张压<60毫米汞柱者。典型症状有头晕、头痛、耳鸣、失眠、心悸、消瘦、面色苍白、两眼发黑、站立不稳、全身乏力、食欲不振、手足冰凉等。

【诊断】

低血压分急性和慢性两种，急性者多伴随昏厥、休克同时发生；慢性者多因体质消瘦、体位突然变化、内分泌功能紊乱、慢性消耗性疾病及营养不良、心血管疾病或居住高原地区等因素引起。

【对症刮痧】

选穴

百会、天突、膻中、内关、劳宫、足三里、三阴交、太溪、涌泉、肺俞、厥阴俞、心俞。

方法

（1）用平面按揉法慢慢按揉头顶百会，再慢慢刮拭后颈双侧的血压点，此法可快速缓解低血压引起的乏力、头晕、疲倦等症状。

（2）用刮痧板一角按揉天突、膻中和上肢的内关、劳宫，用平面按揉法按揉脚部的足三里、三阴交、太溪以及足部的涌泉，可以阻挡邪气、宣发正气、增强心脏供血功能，同时还可以缓解疲劳。

（3）用面刮法和双角刮法由上而下分段刮拭背部的肺俞、厥阴俞、心俞穴，可以促进气血运行，增加血液的供应量，加快循环速度，以减轻低血压的症状。

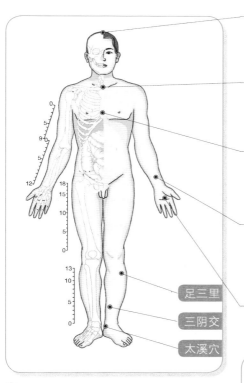

❶ 百会穴　在头部，当前发际正中直上5寸，或两耳尖连线中点处。

❷ 天突穴　在颈部，当前正中线上胸骨上窝中央。

❸ 膻中穴　在胸部，当前正中线上，平第4肋间，两乳头连线的中点。

❹ 内关穴　在前臂掌侧，当曲泽与大陵的连线上，腕横纹上2寸，掌长肌腱与桡侧腕屈肌腱之间。

❺ 劳宫穴　在手掌心，当第2、第3掌骨之间偏于第3掌骨，握拳屈指时中指尖处。

足三里
三阴交
太溪穴

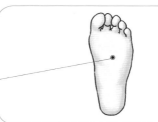

❻ 涌泉穴　在足底部，卷足时足前部凹陷处，约当第2、第3趾趾缝纹头端与足跟连线的前1/3与后2/3交点上。

增效食疗方　　人参汤：取人参大概5毫米长，切成圆片，在鸡汤中加入人参、豆芽、胡萝卜、白菜等一起煮，大约2小时就可以喝了。每天1碗。

高脂血症

诊 断 → 对症刮痧 → 增效食疗方

高脂血症是指由于脂肪代谢或运动异常使一种或多种血浆脂质浓度超过正常范围。在中医学中无此病名，但其症状散见于眩晕、中风、脑痹等病症中，属痰浊、痰痹范畴。

【诊断】

高脂血症是一组以脏腑功能失调、膏脂输化不利而致以痰浊为主要致病因素的疾病。痰浊致病，周身无处不到。在临床上患者中有的因脾虚痰瘀阻络而肢麻；有的因肝肾不足聚痰生瘀而致头痛眩晕；有的因心脾不足痰瘀阻痹胸阳而致胸痹；有的因脾肾两虚痰瘀阻窍而成痴呆。这些患者通过化痰浊、行痰瘀治疗均可取得一定疗效。

【对症刮痧】

选穴

大椎、心俞、脾俞、胃俞、三焦俞、肾俞、郄门、内关、曲池、血海、足三里、公孙、丰隆。

方法

（1）用面刮法由上而下刮拭颈部大椎，力度宜大，速度宜慢，可有效疏泄体内的热积；用面刮法由上而下分段刮拭背部双侧膀胱经的心俞、脾俞、胃俞、三焦俞、肾俞，可增强心脏功能、健脾利湿，促进体内血液、水液的代谢和运行。

（2）用面刮法由上而下刮拭上肢郄门至内关，可起到理气活血的作用；用面刮法刮拭上肢曲池、下肢血海，用平面按揉法按揉下肢的足三里、公孙、丰隆，可通经活血、健脾利湿、化痰清热。

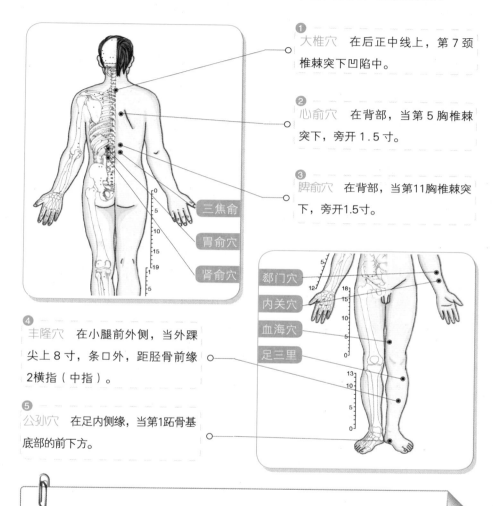

❶ 大椎穴　在后正中线上，第7颈椎棘突下凹陷中。

❷ 心俞穴　在背部，当第5胸椎棘突下，旁开1.5寸。

❸ 脾俞穴　在背部，当第11胸椎棘突下，旁开1.5寸。

三焦俞

胃俞穴

肾俞穴

郄门穴

内关穴

血海穴

足三里

❹ 丰隆穴　在小腿前外侧，当外踝尖上8寸，条口外，距胫骨前缘2横指（中指）。

❺ 公孙穴　在足内侧缘，当第1跖骨基底部的前下方。

增效食疗方

黑芝麻降脂粥：黑芝麻30克，大米40克，桑葚30克，白糖10克。先将黑芝麻、大米、桑葚一同捣碎，再放入砂锅中加清水1000毫升，煮成糊状，加入白糖即可食用。本品具有降脂、软化血管的功效，适用于高脂血症患者食用。

糖尿病

诊　断 → 对症刮痧 → 增效食疗方

糖尿病是由于体内胰岛素分泌的绝对或相对不足而引起的以糖代谢紊乱为主的全身性疾病。糖尿病主要症状表现为多饮、多食、多尿、体重减轻，即三多一少。糖尿病多发生于中年以后，男性发病率略高于女性。

【诊断】

此病可分为三型：即胰岛素依赖型，亦称Ⅰ型(脆性或青幼年型糖尿病)；非胰岛素依赖型，亦称Ⅱ型(稳定性或老年型糖尿病)；其余型糖尿病，包括胰源性糖尿病、内分泌性糖尿病、药源性及化学性糖尿病等。临床上前两型占绝大多数，属原发性糖尿病，有明显的遗传倾向。其余型则大部分属继发性糖尿病，受后天因素影响较大，如胰源性糖尿病是由于胰腺切除、胰腺炎等引起的胰岛素分泌不足所致。

【对症刮痧】

选穴

大椎、肺俞、肝俞、脾俞、肾俞、中脘、气海、关元。

方法

（1）用面刮法刮拭大椎，再由上而下分段刮拭肺俞、肝俞、脾俞至肾俞，可起到宣清肺热、平肝降火、调理脾胃、补肾纳气的功效。

（2）用面刮法由上而下刮拭腹部的中脘、气海、关元，有调理脾胃的作用，有助于糖尿病的治疗。

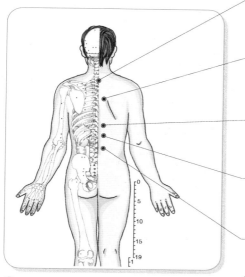

❶ 大椎穴　在后正中线上，第 7 颈椎棘突下凹陷中。

❷ 肺俞穴　在背部，当第 3 胸椎棘突下，旁开 1.5 寸。

❸ 肝俞穴　在背部，当第 9 胸椎棘突下，旁开1.5寸。

❹ 脾俞穴　在背部，当第11胸椎棘突下，旁开1.5寸。

❺ 肾俞穴　在腰部，当第 2 腰椎棘突下，旁开 1.5 寸。

❻ 中脘穴　在上腹部，前正中线上，脐上4寸。

❼ 气海穴　在下腹部，前正中线上，当脐中下 1.5 寸。

❽ 关元穴　在下腹部，前正中线上，当脐中下 3 寸。

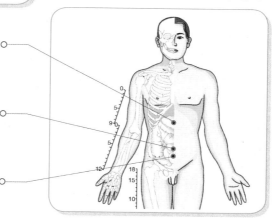

增效食疗方

瓜蒌羹：鲜瓜蒌根250克，冬瓜250克，淡豆豉、精盐适量。将鲜瓜蒌根、冬瓜分别洗净去皮，冬瓜去籽切成片，与豆豉同放锅内加水煮至瓜烂时加盐少许即成。可适量食之，连服3～4周。清热止渴、润燥生津，是治疗糖尿病症状的良方。

169

肥胖症

诊　断 → 对症刮痧 → 增效食疗方

　　肥胖是指人体内脂肪堆积过多，显著超过正常人的平均量。肥胖的判断没有绝对标准，一般可根据标准体重进行判断。标准体重有一种比较简易的计算方法：男性平均体重（千克）=身高（厘米）-105；女性平均体重（千克）=身高（厘米）-100。一般而言，超过标准体重的10%，称为过重；超过标准体重20%～30%者为轻度肥胖；超过30%～50%者为中度肥胖；超过50%以上则为重度肥胖。

【诊断】

　　由于患者肥胖程度不同，表现亦各异。轻度肥胖者一般无任何症状，中度和重度肥胖者行动缓慢、易感疲劳、气促、负重关节酸痛或易出现退行性病变。男性可有阳痿；妇女可有月经量减少、闭经、不孕，常有腰酸、关节疼痛等症状，并易伴发高血压、冠状动脉粥样硬化性心脏病、痛风、动脉硬化、糖尿病、胆石症等。

【对症刮痧】

选穴

脾俞、胃俞、肾俞、中脘、关元、列缺、梁丘、丰隆、三阴交。

方法

　　（1）用面刮法由上而下依次刮拭背部左右两侧的脾俞、胃俞、肾俞。

（2）用平面按揉法分别按揉中脘、关元、列缺。

（3）用平面刮法刮拭梁丘、丰隆、三阴交。

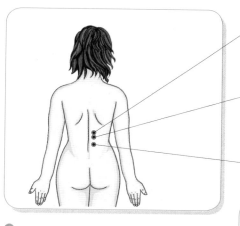

❶ 脾俞穴 在背部，当第11胸椎棘突下，旁开1.5寸。

❷ 胃俞穴 在背部，当第12胸椎棘突下，旁开1.5寸。

❸ 肾俞穴 在腰部，当第2腰椎棘突下，旁开1.5寸。

❹ 中脘穴 在上腹部，前正中线上，当脐中上4寸。

❺ 关元穴 在下腹部，前正中线上，当脐中下3寸。

❻ 列缺穴 在前臂桡侧缘，桡骨茎突上方，腕横纹上1.5寸，当肱桡肌与拇长展肌腱之间。

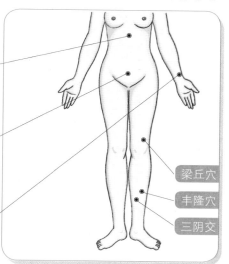

梁丘穴

丰隆穴

三阴交

增效食疗方

荷叶减肥粥：鲜荷叶1张（重约200克），粳米100克，白糖适量。将米洗净，加水煮粥。临熟时将鲜荷叶洗净覆盖粥上，焖约15分钟，揭去荷叶，粥成淡绿色，再煮片刻即可。服时酌加白糖，随时可食。具有清暑、生津、止渴、降脂减肥之功效。

便秘

诊 断 → 对症刮痧 → 增效食疗方

中医学认为，便秘系大肠传导功能失常所致，但常与脾胃肺肝肾等脏腑功能失调有关。外感寒热之邪、内伤饮食情志、阴阳气血不足等皆可形成便秘。概括说来，便秘的直接原因不外乎热、气、冷、虚四种，胃肠积热者发为热秘，气机瘀滞者发为气秘，阴寒积滞者发为冷秘，气血阴阳不足者发为虚秘。

【诊断】

便秘是临床上的常见症状，以大便次数减少、粪便干燥难解为特征。在正常情况下，食物通过胃肠道，经过消化、吸收，剩余残渣的排泄常需24～48小时。若排便间隔48小时以上，一般可视为便秘。但也有人习惯于2～3天排便一次，而无便秘症状，不能视为便秘。反之，有时因排便困难，以致一日排便数次，但每次量少，部分粪便仍留滞肠内者，仍应视为便秘。

【对症刮痧】

选穴

商阳、少商、天枢、足三里、上巨虚。

方法

（1）用面刮法从大肠经肩上部由上而下开始分段刮至食指甲根部的商阳，再用面刮法从拇指指根部刮至指尖，重点刮拭甲根部的少商。这些穴位有利于疏泄阳热，调理肠胃。

（2）用面刮法重点刮拭腹部两侧的天枢，再用面刮法由上而下刮拭足部的足三里至上巨虚，可以直接促进肠道的蠕动，有效治疗便秘。

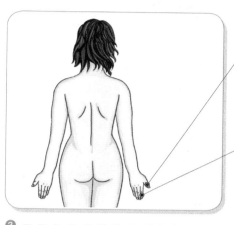

❶ 少商穴　在手拇指末节桡侧，距指甲角0.1寸。

❷ 商阳穴　在手食指末节桡侧，距指甲角0.1寸。

❸ 天枢穴　在腹中部，平脐中，距脐中２寸。

❹ 足三里　在小腿前外侧，当犊鼻下３寸，距胫骨前缘1横指（中指）。

❺ 上巨虚　在小腿前外侧，当犊鼻下６寸，距胫骨前缘1横指（中指）。

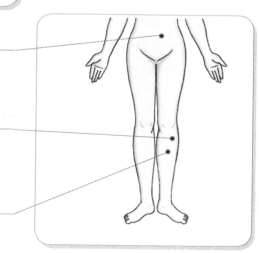

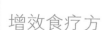 增效食疗方　　胡萝卜拌菜心：白菜心500克，胡萝卜100克，芝麻酱、白糖、香油、米醋各适量。白菜心、胡萝卜分别洗净，切成细丝，放入小盆内备用。将芝麻酱加香油调开，浇在菜丝上，再撒上白糖，食前酌加米醋拌匀即成。大白菜性平味甘，有清热除烦、养胃利水、通利肠胃等功效。

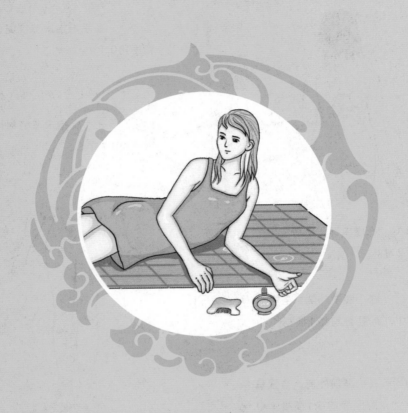

第七章

调治外科病怎么刮

　　外科疾患从头到脚，随处可见，治疗方法千姿百态、多种多样。然而，在多种诊治手段的选择中，刮痧以超前诊断、安全可靠、经济实用、疗效显著等一系列特点在比较、鉴别过程中自然而然地进入人们的视线。

痔疮

诊　断 → 对症刮痧 → 增效食疗方

痔疮是成年人极为常见的疾病，会随年龄增长而发病率增高。患痔疮的原因很多，如习惯性便秘、妊娠和盆腔肿物、年老久病、体弱消瘦、长期站立或久坐、运动不足、劳累过度、食辛辣饮食过多、冬季缺乏蔬菜、肠道慢性炎症等。

【诊断】

痔疮是在肛门或肛门附近因为压力而伸出隆起的血管。这些由于扩大、曲张所形成的柔软静脉团，类似腿部的静脉曲张，但痔疮常常会出血、栓塞或团块脱出。视诊时肛门缘痔红肿，增加腹压时痔核变大，部分患者内痔脱出肛外。

【对症刮痧】

选穴

百会、关元、中极、腰俞、长强、手三里、下廉、血海、三阴交。

方法

（1）用单角刮法刮拭头部的百会，可以疏散风邪。

（2）用面刮法由上而下刮拭腹部的关元至中极，可清湿热、培元气。

（3）用面刮法刮拭腰部的腰俞，再由上而下刮拭至长强，对治疗痔疮疗效显著。

（4）用面刮法刮拭上肢的手三里至下廉，用平面按揉法按揉脚部的血海和三阴交，可起到清热散风、宣通下焦、利胃利肠的功效，对治疗痔疮十分有利。

❶
百会穴　在头部，当前发际正中直上5寸，或两耳尖连线中点处。

❷
关元穴　在下腹部，前正中线上，当脐中下3寸。

❸
中极穴　在下腹部，前正中线上，当脐中下4寸。

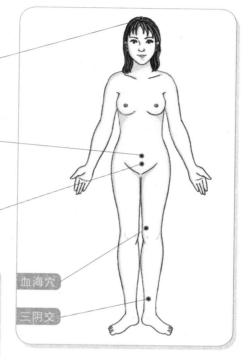

血海穴

三阴交

腰俞穴

手三里

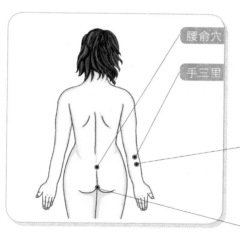

❹
下廉穴　在前臂背面桡侧，当阳溪与曲池连线上，肘横纹下4寸处。

❺
长强穴　在尾骨端下，当尾骨端与肛门连线的中点处。

增效食疗方

绿豆冬瓜汤：绿豆150克，冬瓜500克，食盐少许，猪油适量。将冬瓜去皮，与绿豆同煮至烂熟，放入食盐、猪油便成。分3次服食绿豆、冬瓜，喝汤。方中绿豆、冬瓜均有清热解毒之功，适用于实热所致痔疮患者。

颈椎病

诊 断 → 对症刮痧 → 增效食疗方

颈椎病又称颈椎综合征，是指颈椎及其周围软组织，如颈间盘、后纵韧带、黄韧带、脊髓鞘膜等发生病理改变而导致颈神经根、颈部脊髓、椎动脉及交感神经受到压迫或刺激而引起的综合征群。颈椎病多因身体虚弱、肾虚精亏、气血不足、濡养欠乏；或气滞、痰浊、瘀血等病理产物积累，致经络瘀滞、风寒湿邪外袭，痹阻于太阳经脉，经隧不通、筋骨不利而发病。该病好发于40岁以上成年人，无论男女皆可发生，是临床常见疾病。

【诊断】

颈椎病通常表现为头颈、肩臂麻木疼痛，重者出现肢体酸软乏力，甚则大小便失禁、瘫痪。部分患者可有头晕、耳鸣、耳痛和握力减弱及肌肉萎缩等。

【对症刮痧】

选穴

风府、风池、肩井、外关、中渚、阳陵泉、悬钟。

方法

（1）用单角刮法分别刮拭颈部的风府、风池，再用面刮法分段刮拭双侧风池至肩井穴，重点刮拭有疼痛、结节和肌肉紧张僵硬的区域。

（2）用面刮法由上而下刮拭上肢外关，再用垂直按揉法按揉手背中渚，最后用面刮法由上而下分段刮拭阳陵泉至悬钟。

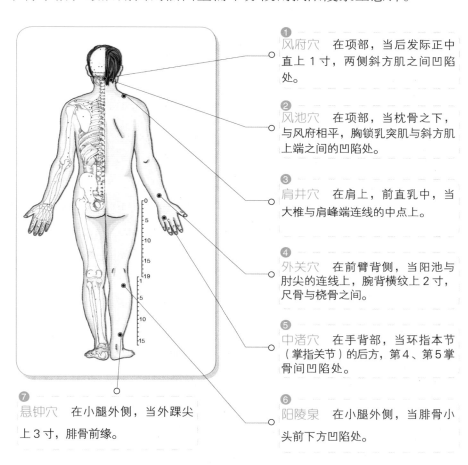

❶ 风府穴　在项部，当后发际正中直上1寸，两侧斜方肌之间凹陷处。

❷ 风池穴　在项部，当枕骨之下，与风府相平，胸锁乳突肌与斜方肌上端之间的凹陷处。

❸ 肩井穴　在肩上，前直乳中，当大椎与肩峰端连线的中点上。

❹ 外关穴　在前臂背侧，当阳池与肘尖的连线上，腕背横纹上2寸，尺骨与桡骨之间。

❺ 中渚穴　在手背部，当环指本节（掌指关节）的后方，第4、第5掌骨间凹陷处。

❼ 悬钟穴　在小腿外侧，当外踝尖上3寸，腓骨前缘。

❻ 阳陵泉　在小腿外侧，当腓骨小头前下方凹陷处。

增效食疗方

　　桑枝煲鸡：老桑枝60克，母鸡1只(约1000克)，食盐少许。将母鸡去除毛、内脏，洗净，切块，与老桑枝一同放砂锅内，加适量水，煮沸后，以文火煲汤。待肉熟烂后，加入少许盐调味，即可饮汤食鸡肉。此方可补肾精，通经络，治疗经络阻痹所致的颈椎病。

肩周炎

诊　断 → 对症刮痧 → 增效食疗方

肩周炎全名叫肩关节周围炎。本病患者多为中、老年人，多为单侧发病，左侧多于右侧，也有极少数患者双侧同时发病。肩周炎是一种以肩关节疼痛和活动不便为主要症状的常见病。此病如不能得到有效治疗，可能严重影响肩关节的功能活动，妨碍日常生活。患者常不能做背手、梳头、系腰带、穿衣等动作。肩周炎患者肩部肌肉常有僵硬、紧张或肌肉萎缩现象，同时肩关节周围有明显压痛。

【诊断】

（1）肩部疼痛：肩部疼痛是本病最明显的症状，多数为慢性发作，起初为阵发性疼痛，以后疼痛逐渐加剧，或钝痛，或刀割样痛。气候变化、劳累后或者偶然受到撞击常使疼痛加重。昼轻夜重为本病一大特点。多数患者在肩关节周围可触到明显的压痛点。大多数患者怕冷，即使在暑天肩部也不敢吹风。

（2）肩关节活动受限：肩关节多个方向活动受限，随着病情进展，甚至梳头、穿衣、洗脸、叉腰等动作均难以完成。严重时，肘关节功能也可受影响，屈肘时手不能摸到同侧肩部，尤其在手臂后伸时不能完成屈肘动作。

（3）肌肉痉挛与萎缩：三角肌、冈上肌等肩周围肌肉早期可出现痉挛，晚期可发生失用性肌萎缩，出现肩峰突起、上举不便、后弯不利等典型症状。此时疼痛症状反而减轻。

【对症刮痧】

选穴　肩井、外关、中渚。

方法

（1）用面刮法由内向外重点刮拭肩井及周围有疼痛和结节的部位。

（2）用单角刮法由上而下分别刮拭腋后线和腋前线，再用面刮法由上向下刮拭肘关节外侧，对有疼痛和结节的部位重点刮拭，可以疏通这些部位的气血瘀滞，缓解肩周炎症状。

（3）用平面按揉法刮拭外关，再用垂直按揉法按揉中渚，可疏通肩部经脉气血，对肩周炎的治疗很有帮助。

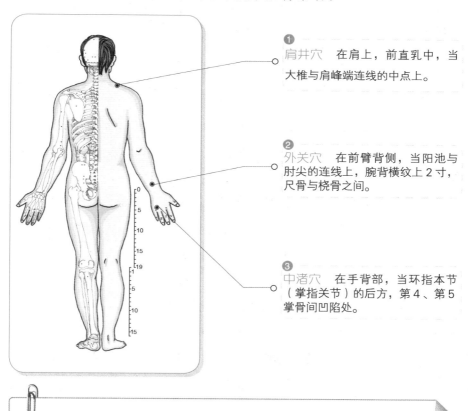

❶
肩井穴　在肩上，前直乳中，当大椎与肩峰端连线的中点上。

❷
外关穴　在前臂背侧，当阳池与肘尖的连线上，腕背横纹上2寸，尺骨与桡骨之间。

❸
中渚穴　在手背部，当环指本节（掌指关节）的后方，第4、第5掌骨间凹陷处。

增效食疗方

白芍桃仁粥：白芍20克，桃仁15克，粳米60克。粳米淘洗干净；白芍水煎取液；桃仁洗净后去除皮尖后捣烂成泥，加水研汁，去渣。将二味汁液同粳米煮为稀粥，即可食用。每日1剂，分服2次。此粥养血化瘀、通络止痛，可治疗瘀血阻络型肩周炎。

腰 痛

诊 断 → 对症刮痧 → 增效食疗方

　　腰痛是指以腰部疼痛为主要症状的一类病症，可表现在腰部的一侧或两侧。中医把腰痛分为湿热腰痛、寒湿腰痛、瘀血腰痛和肾虚腰痛。腰痛的中医辨证治疗，实者祛邪活络为要，虚者补肾壮腰为主，兼调养气血。

【诊断】

　　（1）湿热腰痛：湿热腰痛表现为疼痛剧烈、痛处多热，会因暑热、腰部受热而加重，会因环境变冷而有所缓解，拒按。常伴有口渴不欲饮、尿黄赤，或午后身热、微汗出。

　　（2）寒湿腰痛：寒湿腰痛表现为遇冷腰疼剧烈，通常在阴雨、寒冷季节，腰受寒湿，腰疼加重。喜欢温暖，喜揉喜按。严重的会有体倦乏力、食少腹胀或手足不温。

　　（3）瘀血腰痛：瘀血腰痛表现为痛处固定，或胀痛，或如锥刺，可持续不解。通常夜间会加重，白天会减轻。有时伴有颜面色晦、唇暗、活动不利，甚则不能转侧等症状。

　　（4）肾虚腰痛：肾虚腰痛表现为其痛绵绵，酸楚如折，时作时止，酸软为主。会因劳累而加重，休息时又会有所缓解。常伴有膝腿无力。

【对症刮痧】

选穴

命门、肾俞、志室、腰眼、委阳、委中、阴谷。

方法

用面刮法由上而下刮拭腰部的命门，再分别由上而下刮拭两边的肾俞及志室，再往下分别刮拭背部两侧的腰眼。这样可以改善腰部的血液循环，舒筋活络，有利于腰痛的缓解，尤其是肾虚腰痛。

由轻到重拍打腘窝的委阳、委中、阴谷，拍打前最好涂点刮痧油。另外，对于疼痛敏感者可采用面刮法刮拭腘窝部位。

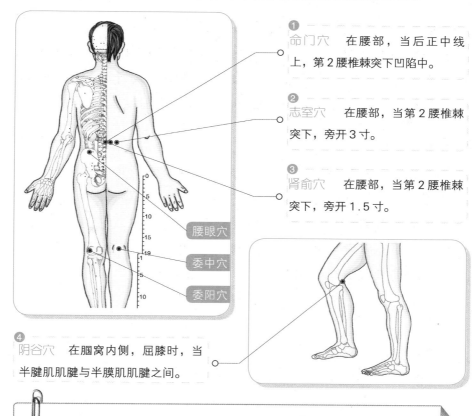

❶ **命门穴**　在腰部，当后正中线上，第 2 腰椎棘突下凹陷中。

❷ **志室穴**　在腰部，当第 2 腰椎棘突下，旁开 3 寸。

❸ **肾俞穴**　在腰部，当第 2 腰椎棘突下，旁开 1.5 寸。

腰眼穴

委中穴

委阳穴

❹ **阴谷穴**　在腘窝内侧，屈膝时，当半腱肌肌腱与半膜肌肌腱之间。

增效食疗方

　　薏仁粥：薏仁30克，陈粳米50克。先将生薏仁洗净晒干，碾成细粉。每次取薏仁粉30克，加入陈粳米50克，同入砂锅内，加水500毫升，煮成稀粥，为早晚餐，10天为一疗程。薏仁淡渗水湿，与陈粳米共为粥，有健脾渗湿之功，对湿热阻络所致腰痛有效，可作辅助治疗食品。

足跟痛

诊 断 → 对症刮痧 → 健康贴士

足跟痛是中老年人的一种常见病，尤以女性为多见。中医学认为，足跟痛多由肝肾阴虚、痰湿、血热等原因所致。肝主筋、肾主骨，肝肾亏虚、筋骨失养、复感风寒湿邪或慢性劳损，便导致经络瘀滞、气血运行受阻，使筋骨肌肉失养而发病。

【诊断】

足跟痛，其主要表现为单侧或双侧足跟或脚底部酸胀，或针刺样痛，步履困难。足跟痛分为两种：一种是真性足跟痛，X光片证实确有跟骨骨刺的形成，痛点集中；另一种是假性足跟痛，X光片没有骨质增生的形成，足跟部持续疼痛，双腿有沉重的乏力感。两种足跟痛互相之间没有什么连带关系。

【对症刮痧】

选穴

大陵、委中、承山、太溪、照海、涌泉。

方法

（1）用面刮法由上而下分别刮拭患侧的上肢大陵、下肢委中至承山。

（2）用平面按揉法按揉足部太溪、照海，再用单角刮法刮拭足底的涌泉。可以调节阳气、疏通经络，有利于足跟痛的治疗。

❶

大陵穴　在腕掌横纹的中点处，当掌长肌腱与桡侧腕屈肌腱之间。

❷

太溪穴　在足内侧，内踝后方，当内踝尖与跟腱之间的凹陷处。

❸

照海穴　在足内侧，内踝尖下方凹陷处。

❹

涌泉穴　在足底部，卷足时足前部凹陷处，约当第2、第3趾趾缝纹头端与足跟连线的前1/3与后2/3交点上。

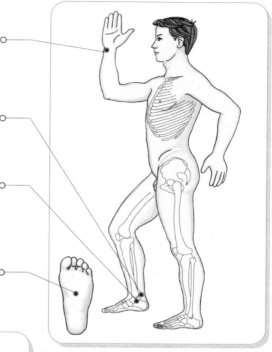

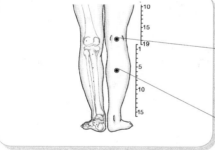

❺

委中穴　在腘横纹中点，当股二头肌腱与半腱肌肌腱的中间。

❻

承山穴　在小腿后面正中，委中与昆仑之间，当伸直小腿或足跟上提时腓肠肌肌腹下出现尖角的凹陷处。

健康贴士

防治足跟痛可采用简便垫法，就是在足跟疼痛处放一块挖有1厘米左右小孔的海绵垫或泡沫塑料垫，厚度以足跟着地不疼为原则，坚持3～4周可有效缓解。另外，也可以采用中药熏泡法。例如，五加皮10克、芒硝20克、川椒20克、老葱3根，煎熏泡足，每日1～2次，一次泡30分钟，连续1～2周，疼痛可减轻。

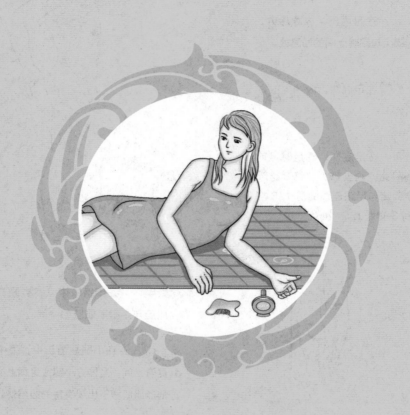

调治妇科病怎么刮

女人如花，女人似水。如花似水的女人是造物主的得意之作。然而，妇科病却让女人备受痛苦，甚至眼睁睁地看着美丽和健康流逝。刮痧疗法有助于减轻甚至治愈女人的病痛，感兴趣的患者不妨试一试。

月经不调

诊　断 → 对症刮痧 → 增效食疗方

　　月经不调是妇科常见的疾病之一。月经的期、量、色、质的任何一方面发生改变，均称为月经失调。情绪异常、寒冷刺激、节食、吸烟、喝酒、电磁波都会引起月经不调。常见的有经期提前、经期延迟、经期延长、月经先后不定期等。

【诊断】

　　（1）经期提前：月经提前指月经周期缩短，短于21天，而且连续出现2个周期以上，属于排卵型功血。基础体温双相，增生期短，仅7～8天；或黄体期短于10天；或体温上升不足0.5℃。

　　（2）经期延迟：月经延后7天以上，甚至40～50天一行，并连续出现2个月经周期以上。有排卵者，基础体温双相，但增生期长，高温相偏低；无排卵者，基础体温单相。

　　（3）经期延长：月经周期正常，经期延长，经期超过7天以上，甚至2周方净。有炎症者，平时小腹疼痛，经期加重，平时白带量多、色黄或黄白、质稠、有味；黄体萎缩不全者，同时伴有月经量多；子宫内膜修复延长者，在正常月经期后，仍有少量持续性阴道出血。

　　（4）月经先后不定期：月经提前或延迟，周期或短于21天，或长于35天。

【对症刮痧】

选穴

背部：肝俞、脾俞、胃俞、肾俞、三焦俞。

腹部：气海、关元、中极、子宫。

下肢部：血海、三阴交、照海。

方法

（1）用平面刮法刮拭背部的肝俞、脾俞、胃俞、肾俞、三焦俞。

（2）用平面按揉法或平面刮法依次刮拭腹部的气海、关元、中极、子宫。

（3）用平面按揉法按揉下肢的血海、三阴交、照海。

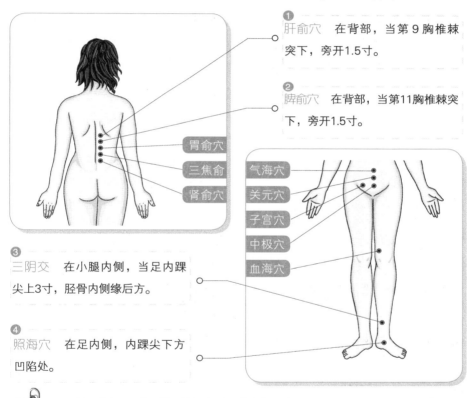

① 肝俞穴　在背部，当第9胸椎棘突下，旁开1.5寸。

② 脾俞穴　在背部，当第11胸椎棘突下，旁开1.5寸。

胃俞穴

三焦俞

肾俞穴

气海穴

关元穴

子宫穴

中极穴

血海穴

③ 三阴交　在小腿内侧，当足内踝尖上3寸，胫骨内侧缘后方。

④ 照海穴　在足内侧，内踝尖下方凹陷处。

增效食疗方

木耳瘦肉汤：猪瘦肉250克，黑木耳30克，红枣6个。黑木耳用清水浸发，剪去蒂，洗净；猪瘦肉洗净，切块；红枣去核，洗净。把全部用料放入锅内，加清水适量，武火煮沸后，改文火煲2小时，调味后即可食用。可养血止血、适用于血虚之月经不调，症见眩晕、月经量多色淡、漏下不绝、形体虚弱、面色苍白、食欲减退者；亦适用于缺铁性贫血、产后贫血、痔疮出血等。

痛经

诊　断 → 对症刮痧 → 增效食疗方

凡在经期前后或在行经期间发生腹痛或其他不适，以致影响生活和工作的症状称为痛经。痛经又分为原发性痛经和继发性痛经。原发性痛经指生殖器官无明显器质性病变的月经疼痛，又称功能性痛经，常发生在月经初潮或初潮后不久，多见于未婚或未孕妇女，往往经生育后痛经缓解或消失；继发性痛经指生殖器官有器质性病变如子宫内膜异位症、盆腔炎和子宫黏膜下肌瘤等引起的月经疼痛。

【诊断】

痛经大多发生在月经前1~2日或月经来潮时，常为下腹部阵发性绞痛，有时也放射至阴道、肛门及腰部，可同时伴有恶心、呕吐、尿频、便秘或腹泻等症状。腹痛可持续较长时间，偶可长达1~2日，经血排出通畅时疼痛消失。疼痛剧烈时可发生面色苍白、手足冰凉、出冷汗，甚至昏厥。膜样痛经的患者，一般在月经的第3~4日时疼痛最剧烈，膜状物排出后疼痛消失。

【对症刮痧】

选穴

肝俞、脾俞、胃俞、肾俞、八髎、气海、关元、血海、三阴交。

方法

（1）用面刮法由上而下分段刮拭肝俞、脾俞、胃俞、肾俞至八髎。

（2）用平面按揉法由上而下分别按揉气海、关元，可以升发或培补元气，导赤通淋。

（3）用平面按揉法分别按揉下肢的血海、三阴交，可有效缓解痛经的症状。

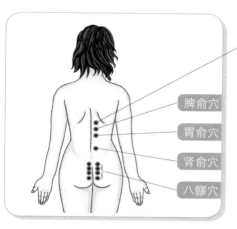

❶ 肝俞穴 在背部，当第9胸椎棘突下，旁开1.5寸。

脾俞穴

胃俞穴

肾俞穴

八髎穴

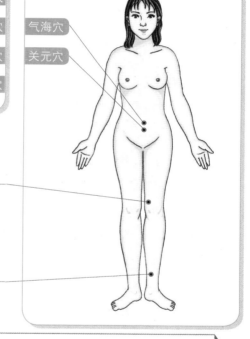

气海穴

关元穴

❷ 血海穴 屈膝，在大腿内侧，髌底内侧端上2寸，当股四头肌内侧头的隆起处。

❸ 三阴交 在小腿内侧，当足内踝尖上3寸，胫骨内侧缘后方。

增效食疗方

调经汤：瘦猪肉60克，益母草60克，葱花、姜片、八角、茴香各5克，豆油、红糖、料酒各适量。将猪肉洗净，切成2厘米见方块；益母草及八角、茴香装入纱布袋内成药包。炒锅上火，放入豆油10克，烧热后投入葱花、姜片，炒香，再投入猪肉块，翻炒至水汽散出时，加入清水1000毫升，放入盐、红糖、料酒及药袋，烧至汤开后，改用文火，再煮90分钟即成。此汤菜补气行气、调经止痛，可辅治气滞血瘀型痛经。

闭 经

诊 断 → 对症刮痧 → 增效食疗方

不来月经即闭经。中医认为，闭经多由先天不足、体弱多病，或多产房劳、肾气不足、精亏血少，或大病、久病、产后失血，或脾虚生化不足、冲任血少、情态失调、精神过度紧张，或受刺激、气血瘀滞不行等引起。

【诊断】

（1）气血虚弱型闭经：月经后期，经量少、色淡，渐至经闭，头晕乏力，面色不华，健忘失眠，气短懒言，毛发、肌肤缺少光泽，舌淡，脉虚弱无力。

（2）肾虚精亏型闭经：月经初潮较迟，经量少、色淡红，渐至经闭，眩晕耳鸣，腰膝酸软，口干，手足心热，或潮热汗出，舌淡红少苔，脉弦细或细涩。

（3）气滞血瘀型闭经：经期先后不定，渐至或突然经闭，胸胁、乳房、小腹胀痛，心烦易怒，舌暗有瘀点，脉弦涩。

（4）痰湿凝滞型闭经：月经后期，渐至经闭，形体肥胖，脘闷，倦怠，食少，呕恶，带下量多、色白，舌苔白腻，脉弦滑。

【对症刮痧】

选穴

膈俞、脾俞、肾俞、次髎、气海、中极、血海、足三里、丰隆、太冲。

方法

（1）用面刮法由上而下分段刮拭背部两侧的膈俞、脾俞、肾

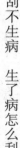

俞至次髎，重点刮拭次髎。

（2）用面刮法由上而下刮拭腹部的气海至中极，重点刮拭中极，力度要适中。

（3）用平面按揉法由上而下依次按揉血海、足三里、丰隆，用垂直按揉法按揉脚背的太冲，力度要适中，可起到生血、活血、培补元气的作用，对治疗闭经有很好的辅助作用。

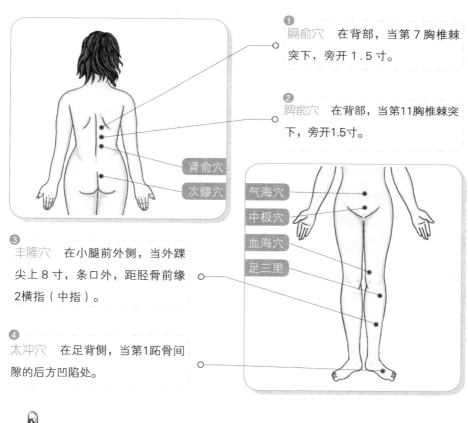

① 膈俞穴　在背部，当第7胸椎棘突下，旁开1.5寸。

② 脾俞穴　在背部，当第11胸椎棘突下，旁开1.5寸。

肾俞穴

次髎穴

气海穴
中极穴
血海穴
足三里

③ 丰隆穴　在小腿前外侧，当外踝尖上8寸，条口外，距胫骨前缘2横指（中指）。

④ 太冲穴　在足背侧，当第1跖骨间隙的后方凹陷处。

增效食疗方

桃仁牛血汤：桃仁12克，已凝固的鲜牛血200克，食盐少许。将牛血切成块，与桃仁加清水适量煲汤，食时加食盐少许调味。本品具有破瘀行血、理血通经、美肤益颜的功效。适用于闭经、血燥、便秘等症。

盆腔炎

诊　断 → 对症刮痧 → 健康贴士

盆腔炎是指妇女盆腔内生殖器官的炎症，包括子宫肌炎、子宫内膜炎、输卵管炎、卵巢炎、盆腔结缔组织炎和盆腔腹膜炎。一般分为急、慢性两种。

【诊断】

（1）急性盆腔炎：症状可因炎症的轻重及范围大小而有所不同。常见的症状有高热、寒战、头痛、食欲缺乏和下腹部疼痛。有腹膜炎时，可出现恶心、呕吐、腹胀、腹泻的症状。炎症刺激泌尿道，可出现排尿困难、尿频、尿痛的症状；如刺激直肠，可出现腹泻和排便困难症状。

（2）慢性盆腔炎：全身症状不明显，有时可有低热，易感疲乏、精神不振、周身不适、失眠等。当患者抵抗力下降时，可急性发作。由于慢性炎症形成的瘢痕、粘连及盆腔充血，可引起下腹部坠胀、疼痛及腰骶部酸痛。常在劳累、性交后、排便时及月经期前后加重。

【对症刮痧】

选穴

背部：脾俞、肾俞、次髎、下髎、白环俞。

腹部：带脉、气海、关元。

下肢部：足三里、阴陵泉、三阴交。

方法

（1）用平面刮法由上而下分段刮拭背部两侧的脾俞至肾俞、

次髎至下髎、白环俞，重点刮拭白环俞。此法有调理气血、益肾固精、调理经带的功效。

（2）用面刮法分别刮拭腹部两侧的带脉、气海至关元，可有效改善盆腔炎症状。

（3）用平面按揉法按揉下肢的足三里，再用平面刮法刮拭阴陵泉至三阴交，有助于治疗内湿较重导致的盆腔炎症。

❶ 带脉穴 在侧腹部，章门下1.8寸，当第12肋骨游离端下方垂线与脐水平线的交点上。

❷ 气海穴 在下腹部，前正中线上，当脐中下1.5寸。

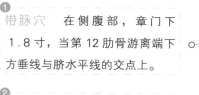

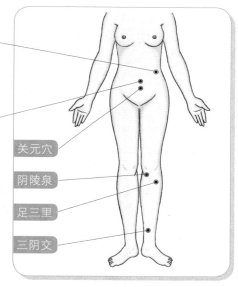

关元穴
阴陵泉
足三里
三阴交

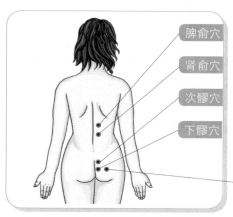

脾俞穴
肾俞穴
次髎穴
下髎穴

白环俞

❸ 白环俞 在骶部，当骶正中脊旁1.5寸，平第4骶后孔。

健康贴士　　盆腔炎容易导致身体发热，所以要注意多喝水，以降低体温。饮食应以清淡食物为主。多食有营养的食物，如鸡蛋、豆腐、赤豆、菠菜等。忌食生、冷和刺激性的食物。加强经期、产后、流产后的个人卫生，勤换内裤及卫生巾。避免受风寒，不宜过度劳累。经期避免性生活，以免感染。卫生垫要注意清洁卫生，最好用消毒卫生巾。避免不必要的妇科检查，以免扩大感染，引起炎症扩散。

外阴瘙痒

诊 断 → 对症刮痧 → 健康贴士

外阴瘙痒是多种妇科疾病引起的一种症状，多发生在阴蒂或小阴唇附近，常为阵发性，也可呈持续性，月经期、夜间或使用刺激物后加重。一般无皮损，长期瘙痒者可引起溃破、红肿或继发感染。严重者瘙痒剧烈，坐卧不宁。久治不愈者，可转变为苔藓样硬化。

【诊断】

本病主要症状表现为外阴及阴道瘙痒不适，有的可波及整个外阴，有的可局限于某部或单侧外阴，有时可累及肛周。常呈阵发性发作，也可为持续性。一般夜间加剧，痒痛难忍，坐卧不安。有的伴有白带，带黄、质稠、有味。

【对症刮痧】

选穴

中极、阴廉、三阴交、太冲。

方法

（1）用平面刮法重点刮拭腹部中极，有益肾兴阳、通经止带的功效。

（2）用平面刮法刮拭阴廉、三阴交、太冲，力度要适中，有收引水湿、健脾益血、调肝补肾的作用，可有效改善外阴瘙痒。

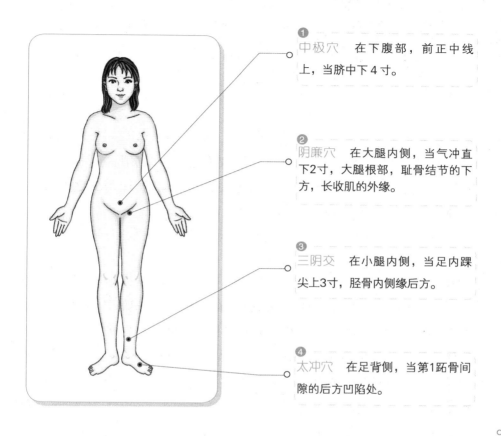

❶ 中极穴 在下腹部，前正中线上，当脐中下 4 寸。

❷ 阴廉穴 在大腿内侧，当气冲直下2寸，大腿根部，耻骨结节的下方，长收肌的外缘。

❸ 三阴交 在小腿内侧，当足内踝尖上3寸，胫骨内侧缘后方。

❹ 太冲穴 在足背侧，当第1跖骨间隙的后方凹陷处。

健康贴士　　饮食以清淡为主，忌酒及辛辣刺激或过敏食物；平时保持外阴干燥、清洁，不要用手搔抓外阴，以防损害皮肤；不要用热水洗烫外阴，忌用肥皂清洁外阴；宜穿宽松棉质内裤；患病后禁止盆浴，避免性生活，防止互相接触传染。

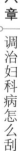

第八章 调治妇科病怎么刮

功能性子宫出血

诊　断 → 对症刮痧 → 健康贴士

功能性子宫出血简称"功血"，是一种常见的妇科疾病，是指异常的子宫出血，经诊查后未发现有全身及生殖器官器质性病变，而是由于神经内分泌系统功能失调所致。表现为月经周期不规律、经量过多、经期延长或不规则出血。

【诊断】

功能性子宫出血的主要症状是子宫不规则出血，月经提前或错后，完全失去了规律性；或月经周期缩短，一般小于21天，但出血量和出血天数正常；也可以是月经周期正常，但是每次出血量极多，可达数百毫升。有的人虽然月经周期正常，但在月经来潮之前已有数天少量出血，颜色往往发暗，月经来潮数天后又淋漓不净，月经前后可持续出血十几天；或者在月经干净10天左右，阴道又流出少量血，有时一两天即干净，称为排卵型出血。无排卵型功血主要表现为子宫不规则出血，月经周期紊乱，经期长短不一，出血量时多时少，甚至大量出血。有时先有数周或数月停经，然后发生子宫不规则出血，不易自止；有时周期尚准，但经量增多，经期延长。

【对症刮痧】

选穴

背部：肝俞、脾俞、肾俞。

腹部：关元、气海。

下肢部：血海、足三里、三阴交、太冲。

方法

（1）用面刮法由上而下分段刮拭背部两侧的肝俞、脾俞至肾俞。

（2）用面刮法由上而下刮拭腹部的关元至气海。

（3）用平面按揉法或面刮法刮拭下肢部的血海、足三里、三阴交、太冲。

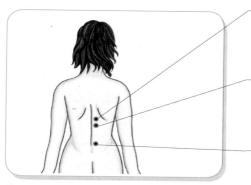

❶ 肝俞穴　在背部，当第9胸椎棘突下，旁开1.5寸。

❷ 脾俞穴　在背部，当第11胸椎棘突下，旁开1.5寸。

❸ 肾俞穴　在腰部，当第2腰椎棘突下，旁开1.5寸。

❹ 足三里　在小腿前外侧，当犊鼻下3寸，距胫骨前缘1横指（中指）。

❺ 三阴交　在小腿内侧，当足内踝尖上3寸，胫骨内侧缘后方。

❻ 太冲穴　在足背侧，当第1跖骨间隙的后方凹陷处。

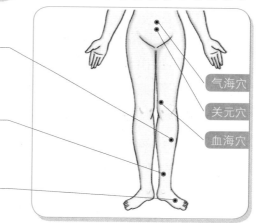

气海穴

关元穴

血海穴

健康贴士　加强营养，多食含铁、高蛋白质、高热量及高维生素食物，如动物肝脏、新鲜的绿叶蔬菜、水果、鸡蛋、豆制品等；禁食辛辣食物，以免造成体内过热；经期应避免过度劳累及剧烈运动，保证足够的休息；保证睡眠时间，要做到精神愉快、无思想包袱；注意经期卫生。如出血量多、服止血药无效，且患者出现脉搏快、血压下降时，应立即去医院就诊。

围绝经期综合征

诊　断 → 对症刮痧

　　女性围绝经期是妇女生殖功能由旺盛时期到完全停止的一个过渡阶段，一般可持续10年，从45～55岁，有的女性甚至更早或更晚。在此过渡阶段中，女性所出现的一系列因激素减少及机体衰老所引起的以自主神经系统功能紊乱为主的身体不适，如烘热、出汗、心慌及失眠，统称为围绝经期综合征（更年期综合征）。

【诊断】

　　（1）生理症状：早期症状有闭经、月经不规则、萎缩性阴道炎、潮热伴出汗、血压增高；晚期有外阴、阴道萎缩、干燥，性交痛，外阴痛痒，尿频，尿急，尿失禁，子宫盆底松弛，子宫及阴道脱垂，皮肤、毛发黏膜干燥且失去弹性；心血管出现心绞痛、冠心病；易发生骨折、腰痛、乳房松弛、下垂。

　　（2）精神、神经症状：易疲劳、头痛、头晕、易激动、忧虑、抑郁、失眠、思想不集中或淡漠、紧张或不安，情绪波动。

　　（3）出现新陈代谢性障碍：肥胖，体重增加，脂肪堆积部位多在腹部、臀、乳房、颈下及上肢等处；部分患者有关节痛、骨质疏松，以累及脊椎为主，故常有腰背痛。

【对症刮痧】

选穴

头部：百会。

背部：肝俞、肾俞、命门。

腹部：中注、大赫。

上、下肢部：内关、神门、足三里、三阴交、太溪、公孙、太冲。

方法

（1）用单角刮法重点刮拭头顶的百会，可减轻疲劳，对头晕、失眠也有很好的疗效。

（2）用面刮法由上而下分别刮拭背部的肝俞至肾俞，再刮拭命门，可调补肾气。

（3）用面刮法由上而下刮拭腹部两侧的中注至大赫，可起到滋肾养肝、调经的作用。

（4）用平面按揉法按揉上肢内关、神门穴，足部的足三里、三阴交、太溪、公孙，用垂直按揉法按揉足部的太冲，有利于调理气血的运行。

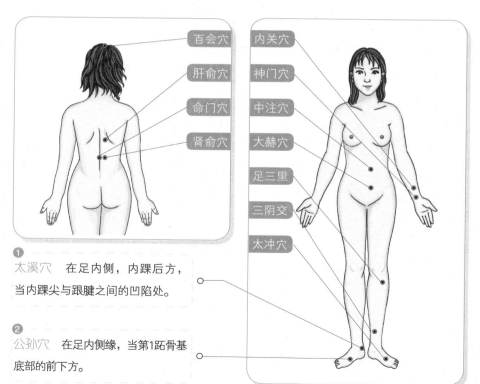

❶ 太溪穴　在足内侧，内踝后方，当内踝尖与跟腱之间的凹陷处。

❷ 公孙穴　在足内侧缘，当第1跖骨基底部的前下方。

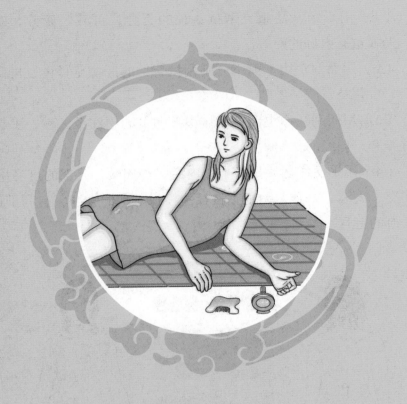

第九章

调治男科病怎么刮

　　提起"性福"，很多男人喜忧参半。"性福"就像是一副担子，一边挑的是分享生活的快乐和美妙，另一边则是挂着男人沉甸甸的苦衷与尊严。怎样才能找回面子呢？刮痧调治阳痿、早泄、遗精等男科疾病，让男人更健康，更幸福！

阳痿

诊 断 → 对症刮痧 → 增效食疗方

　　阳痿，顾名思义，是指在性交时阴茎不能勃起或举而不坚，不能进行正常性交的一种性功能障碍病发现象。需要强调的是，正常男性的性功能也存在着生理性的波动。当性功能在精神、情绪不稳定及疲劳、健康状况不佳，或女方对性生活冷淡或持反对态度等因素刺激时，均可出现一时性的"阳痿"，这种偶然现象不能视为病态。只有在排除上述诸因素的影响，在正常性刺激下反复多次出现性交失败，方能认为是阳痿。

【诊断】

　　发生阳痿的原因是多方面的，多数是因为神经系统功能失常而引起，这类阳痿称为功能性阳痿，也叫精神性阳痿，占阳痿患者的85%~90%。另外，一些肿瘤、损伤、炎症等也可引起神经功能紊乱而导致性功能衰退。有的则可能由于内分泌系统的疾病、生殖器本身发育不全或有损伤、疾病而引起，这类阳痿被称为器质性阳痿。

【对症刮痧】

选穴

背部：膈俞、脾俞、肾俞、命门。

腹部：气海、关元。

上、下肢部：支沟、足三里、丰隆、太溪、太冲、行间、三阴交。

方法

（1）用面刮法由上而下分段刮拭背部的膈俞、脾俞至肾俞，再刮拭命门，力度适中。

（2）用平面刮法或平面按揉法分别刮拭腹部的气海、关元。

（3）用平面按揉法刮拭上肢的支沟。

（4）用平面刮法由上而下刮拭下肢部的足三里至丰隆，用平面按揉法点按三阴交、太溪、太冲及行间。

❶
气海穴　在下腹部，前正中线上，当脐中下1.5寸。

❷
关元穴　在下腹部，前正中线上，当脐中下3寸。

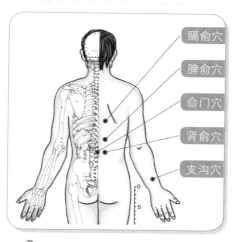

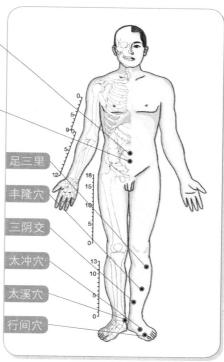

膈俞穴　足三里
脾俞穴　丰隆穴
命门穴　三阴交
肾俞穴　太冲穴
支沟穴　太溪穴
　　　　行间穴

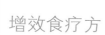

增效食疗方

韭菜炒羊肝：韭菜100克，羊肝120克。将韭菜去杂质洗净，切1.6厘米长；羊肝切片，与韭菜一起用铁锅旺火炒熟。当菜食用，每日1次。可温肾固精，适用于男子阳痿、遗精等症。

早泄

诊　断 → 对症刮痧 → 增效食疗方

早泄，是指在男女性交活动中，男子性器官尚未接触或者刚接触女性阴道时，便发生射精现象，以致影响双方满足感，甚至影响家庭生育计划的落实。中医认为，早泄绝大多数是由于房劳过度或频繁手淫，导致肾精亏耗、肾阴不足、相火偏亢，或体虚羸弱、虚损遗精日久、肾气不固，导致肾阴阳俱虚所致。过度兴奋、紧张冲动也是引起早泄的原因之一。

【诊断】

早泄一般有几种类型：其一为习惯性早泄，症状有性欲旺盛、阴茎勃起有力、交媾迫不及待，大多见于青壮年人；其二为年老性早泄，主要由性功能减退引起；其三为偶发性早泄，大多在身心疲惫、情绪波动时发生。它为一种常见的男性性功能障碍疾患。

【对症刮痧】

选穴

命门、肾俞、中极、关元、三阴交、太溪。

方法

（1）用面刮法分别刮拭命门、肾俞。

（2）用平面刮法或平面按揉法分别刮拭中极、关元。

（3）用平面按揉法点按三阴交、太溪，力度要适中。

❶ 肾俞穴　在腰部，当第2腰椎棘突下，旁开1.5寸。

❷ 命门穴　在腰部，当后正中线上，第2腰椎棘突下凹陷中。

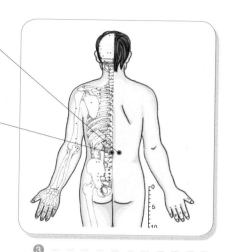

❸ 关元穴　在下腹部，前正中线上，当脐中下3寸。

❹ 中极穴　在下腹部，前正中线上，当脐中下4寸。

❺ 三阴交　在小腿内侧，当足内踝尖上3寸，胫骨内侧缘后方。

❻ 太溪穴　在足内侧，内踝后方，当内踝尖与跟腱之间的凹陷处。

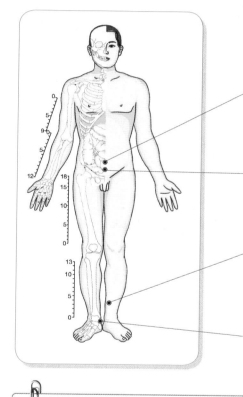

增效食疗方

枸杞子炖鹌鹑：枸杞子20克，鹌鹑2只。枸杞子洗净备用；鹌鹑活杀，去头爪、皮毛、内脏，洗净。同置锅中，加黄酒、葱、姜，隔水清炖30分钟，分次食用。可温补中气，适用于心脾两虚型早泄，伴失眠多梦、身倦乏力、自汗健忘、面色不华者。

遗 精

诊 断 → 对症刮痧 → 增效食疗方

遗精指不因性交而精液自行外泄的一种男性性功能障碍性疾病，如果有梦而遗精者称为"梦遗"；无梦而遗精者，甚至清醒的时候精液自行流出称为"滑精"。中医认为，肾藏精，宜封固，不宜外泄。凡劳心太过，郁怒伤肝，恣情纵欲，嗜食醇酒厚味，均可影响肾的封藏而遗精。

【诊断】

缺乏正确性知识，思想过多地集中于性的问题上，或经常沉湎于色情问题，这些构成了遗精的主要诱因；外生殖器有病，如包茎或包皮过长、尿道炎、前列腺炎等局部刺激，诱发阴茎勃起，也是引起遗精的主要因素之一；身体虚弱、劳累过度等造成全身器官功能失调，同样会导致遗精。

【对症刮痧】

选穴

肾俞、八髎、关元、大赫、内关、神门、足三里、三阴交、太溪。

方法

（1）用面刮法由上而下刮拭肾俞至八髎。

（2）用平面刮法刮拭关元至大赫，力度要适中。

（3）用平面刮法刮拭上肢部的内关、神门，再刮拭下肢部足三里、三阴交及太溪。

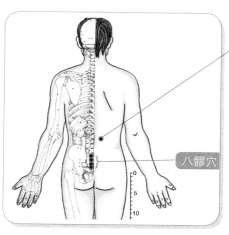

❶
肾俞穴　在腰部，当第2腰椎棘
突下，旁开1.5寸。

八髎穴

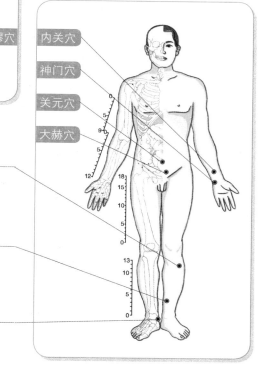

内关穴

神门穴

关元穴

大赫穴

❷
足三里　在小腿前外侧，当犊鼻
下3寸，距胫骨前缘1横指（中
指）。

❸
三阴交　在小腿内侧，当足内踝
尖上3寸，胫骨内侧缘后方。

❹
太溪穴　在足内侧，内踝后方，
当内踝尖与跟腱之间的凹陷处。

增效食疗方　　　枸杞炖牛鞭：枸杞子20～40克，牛外生殖器1具
（包括2个睾丸），生姜2片。将上2味加水少量，隔
水炖熟。炖时可加入生姜2片，以去其异味。食肉饮
汁，每周1次，一般1～2次见效。有补肾壮阳、固精
止遗功效。用于治疗男子肾阳亏损、肝肾精力不足所
致的遗精。

前列腺炎

诊　断 → 对症刮痧 → 增效食疗方

　　前列腺炎是指前列腺特异性和非特异性感染所致的急慢性炎症引起的全身或局部症状。它可分为非特异性细菌性前列腺炎、特发性细菌性前列腺炎、特异性前列腺炎、非特异性肉芽肿性前列腺炎、其他病原体引起的前列腺炎、前列腺充血和前列腺痛，经常产生排尿不适、尿急、尿频感觉，出现后尿道、会阴和肛门处坠胀、放射性疼痛、性功能障碍等症状。

【诊断】

　　急性前列腺炎起病急骤，有发热、畏寒、厌食、乏力现象。同时，有尿急、尿频、尿痛、排尿困难、终末血尿及腰骶部、会阴部、耻骨上区疼痛和直肠刺激症状。

　　持续性的慢性炎症刺激，经过神经反射，可引起下身不适，会阴、肛门和阴囊等部位可有严重的触痛感和坠胀感，并常放射到人体横膈下的所有部位。特别会引起莫名其妙的腰酸腰痛，而使患者难受不堪、坐立不安，尤以晨间较重。

【对症刮痧】

选穴

背部：肾俞、次髎。

腹部：关元、曲骨。

下肢部：三阴交、太溪。

方法

（1）用面刮法由上而下刮拭肾俞、次髎。

（2）用面刮法由上而下刮拭关元、曲骨。

（3）用平面按揉法刮拭下肢三阴交、太溪。

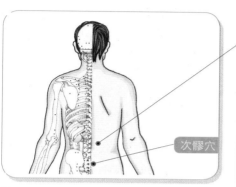

❶
肾俞穴　在腰部，当第2腰椎棘突下，旁开1.5寸。

次髎穴　关元穴

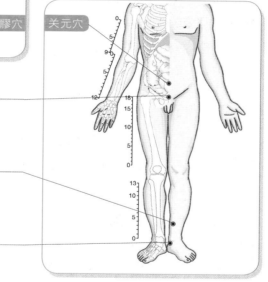

❷
曲骨穴　在下腹部，当前正中线上，耻骨联合上缘的中点处。

❸
三阴交　在小腿内侧，当足内踝尖上3寸，胫骨内侧缘后方。

❹
太溪穴　在足内侧，内踝后方，当内踝尖与跟腱之间的凹陷处。

增效食疗方

车前发菜饮：车前子10克，发菜10克，冰糖适量。将车前子用纱布包扎好，与发菜一起，适量加水，武火煎沸后，改用文火煎煮30分钟，捞出纱布袋，加入冰糖，待糖化后，煮沸片刻后，即可服食。有健脾除湿、利水消肿的功效，可治疗前列腺炎。

男性更年期综合征

诊　断 → 对症刮痧 → 健康贴士

　　这是由中年过渡到老年阶段因雄性激素减低、代谢功能失调和精神因素引起相应的神经系统及其内分泌系统紊乱所表现出的症候群。发病年龄通常在51~70岁。病因和发病机制除由于睾酮减低而引起垂体功能紊乱及甲状腺、肾上腺皮质与垂体相互制约、调节变化、大脑皮质功能减退外，还与社会因素和心理因素有关。

【诊断】

　　男性更年期综合征诊断，可以从多个方面鉴别。精神症状：主要是性情改变，如情绪低落、忧愁伤感、沉闷欲哭，或精神紧张、神经过敏、喜怒无常，或胡思乱想、捕风捉影、缺乏信任感等；植物神经功能紊乱：主要是心血管系统发生变化，如心悸怔忡、心前区不适或血压波动、头晕耳鸣、烘热汗出，胃肠道产生食欲不振、腹脘胀闷、大便时秘时泄等现象；神经系统：表现出失眠、多梦、易惊醒、记忆力减退、反应迟钝等；性功能障碍：常见性欲减退、阳痿、早泄、精液量少等；体态变化：全身肌肉开始松弛，皮下脂肪较以前丰富，身体变胖显出"福态"。

【对症刮痧】

选穴

背部：肝俞、肾俞。

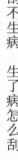

怎么刮不生病　生了病怎么刮

212

胸腹部：膻中、期门、章门。

上、下肢部：支沟、行间。

方法

（1）用面刮法由上而下分别刮拭背部两侧的肝俞至肾俞。

（2）用面刮法由上而下依次刮拭膻中、期门、章门。

（3）用垂直按揉法按揉上肢部的支沟、脚部的行间穴。

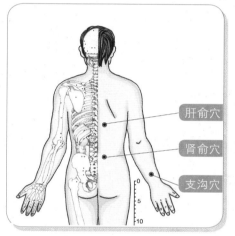

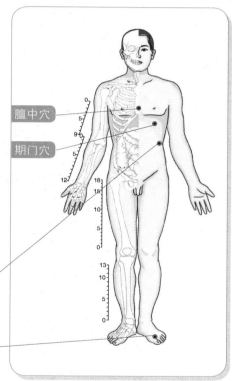

❶
章门穴　在侧腹部，当第11肋游离端的下方。

❷
行间穴　在足背侧，当第1、第2趾间，趾蹼缘的后方赤白肉际处。

健康贴士　　　生活规律化，饮食、睡眠、学习、工作要有节奏感；多参加文体活动，增强体质，培养多方面的兴趣爱好；搞好人际交往，远离孤单与寂寞；保持愉快和稳定的情绪，避免强烈的精神刺激，学会制怒、解忧、乐观；饮食以清淡为主，多食蔬菜、豆制品食物。

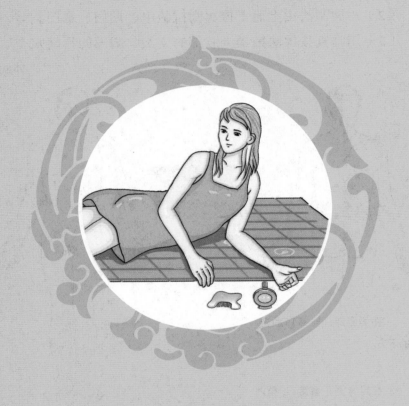

第十章

调治儿科病怎么刮

　　小儿是祖国的花朵，家庭的未来，因此，作为家长，一定要密切关注孩子们的健康。孩子罹患各种各样的疾病之后，更是需要关爱备至、精心呵护。在对小儿疾病的诊治实践中，刮痧作为一种痛苦小、见效快的方法，应当放在举足轻重的位置。

小儿腹泻

诮　断 → 对症刮痧 → 健康贴士

　　小儿腹泻又称小儿消化不良，是以泄泻为主要症状的小儿消化系统常见病、多发病。多见于2岁以下婴幼儿，有急性和慢性之分。好发于夏秋季，多因气候变化、喂养不当、饮食过度、细菌或病毒感染引起。

【诊断】

　　小儿腹泻的急性患者病程较急，腹痛即泻，急迫暴注，大便次数增多，便质稀薄如蛋花水样或呈黄色稀便，气味臭秽，伴有身热、口渴等症。一般无剧烈腹痛，无便脓血及里急后重等一系列症状。小儿腹泻的慢性患者病程较长，久泻不愈或反复发作，经常呈现出面色苍白、食欲缺乏的不良状态。

【对症刮痧】

选穴

大肠俞、水分、天枢、足三里。

方法

（1）用面刮法刮拭腹部的大肠俞。

（2）用面刮法刮拭腹部的水分、天枢。

（3）用平面按揉法刮拭小腿正前方的足三里。

❶ 大肠俞　在腰部，当第4腰椎棘突下，旁开1.5寸。

❷ 水分穴　在上腹部，前正中线上，当脐中上1寸。

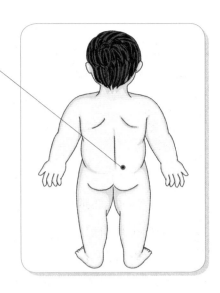

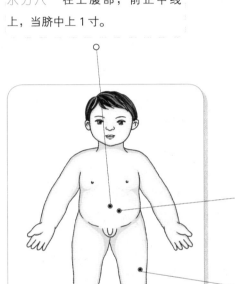

❸ 天枢穴　在腹中部，平脐中，距脐中2寸。

❹ 足三里　在小腿前外侧，当犊鼻下3寸，距胫骨前缘1横指（中指）。

健康贴士　　调整好孩子的饮食，以减轻胃肠道负担；注意孩子的腹部保暖，避免小儿腹部受寒；由于排便次数增多，肛门周围的皮肤及黏膜必定有不同程度的损伤，家长在护理中要特别注意孩子肛门部位；对于患者用过的便具、尿布以及被污染过的衣物、床单，要及时洗涤并进行消毒处理，以免反复感染或传染给他人；平时把好"病从口入"关，教育孩子养成饭前便后洗手的习惯，不要让孩子喝生水，不乱吃小摊上售卖的不洁食品。

小儿厌食症

诊　断 → 对症刮痧 → 健康贴士

　　小儿厌食症是指小儿较长时期见食不贪、食欲缺乏、厌恶进食，是目前儿科临床常见病之一。本病多见于1～6岁小儿，其发生无明显的季节差异，一般预后良好。中医称厌食为纳呆，主因脾胃功能失调、脾胃素虚，或喂养不当、饮食不节伤及脾胃所致。

【诊断】

　　小儿厌食症以厌恶进食为主要临床症状，其他症状以消化功能紊乱为主，如嗳气恶心、迫食、多食后脘腹作胀甚至呕吐、大便不调、面色欠华、形体偏瘦等。少数长期不愈者可影响儿童的生长发育，也可成为其他疾病的发生基础。

【对症刮痧】

选穴

四缝、足三里、公孙。

方法

（1）用垂直按揉法刮拭双手的四缝。

（2）用平面按揉法刮拭小腿的足三里和足背上的公孙。

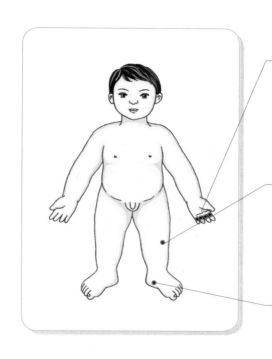

❶ 四缝穴 在两手 2 ~ 5 指的掌面，指间关节横纹之中点处，一手四穴。

❷ 足三里 在小腿前外侧，当犊鼻下 3 寸，距胫骨前缘 1 横指（中指）。

❸ 公孙穴 在足内侧缘，当第 1 跖骨基底部的前下方。

健康贴士　　生活规律，睡眠充足，定时排便；加强体育锻炼，尤其是跑步、游泳等耗氧运动；定时进餐，保证饮食卫生；全面加强营养，节制零食习惯；改善进食环境，使孩子能够集中精力进食并保持心情舒畅。

小儿便秘

诊　断 → 对症刮痧 → 健康贴士

　　小儿便秘是指小儿大便秘结不通或排便间隔时间超过2天以上，大便质地干燥坚硬难于排出且伴有腹痛、腹胀等现象。小儿便秘可以分为功能性便秘、习惯性便秘、器质性便秘等类型。功能性便秘多由进食过少、食物中纤维过少所致；习惯性便秘多由经常控制排便而产生；器质性便秘则多由直肠或其他全身疾病所引起。

【诊断】

　　大便干燥坚硬，难于排出，可伴有腹部胀满，疼痛拒按；有饮食减少，烦躁不安；便质不硬，数日大便一次，用力难下；形体瘦弱，面色苍白。

【对症刮痧】

选穴

关元、天枢、腹结、公孙、大肠俞、小肠俞、次髎。

方法

（1）用面刮法由上而下刮拭背部的大肠俞、小肠俞、次髎。

（2）用面刮法由上而下刮拭腹部的天枢、腹结、关元。

（3）用平面按揉法刮拭足部公孙。

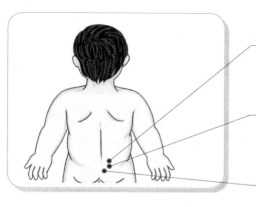

❶ 大肠俞 在腰部，当第4腰椎棘突下，旁开1.5寸。

❷ 小肠俞 在骶部，当骶正中脊旁1.5寸，平第1骶后孔。

❸ 次髎穴 在骶部，当髂后上棘内下方，适对第2骶后孔处。

❹ 天枢穴 在腹中部，平脐中，距脐中2寸。

❺ 腹结穴 在下腹部，大横下1.3寸，距前正中线4寸。

❻ 关元穴 在下腹部，前正中线上，当脐中下3寸。

❼ 公孙穴 在足内侧缘，当第1跖骨基底部的前下方。

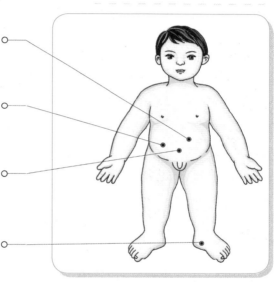

健康贴士　　　调整膳食可使多数便秘得以缓解：牛乳喂养的婴儿便秘时，可将牛奶中的糖量增加到8％并增加水果汁，较大婴儿可添加蜂蜜；幼儿便秘应减少蛋白质类饮食，增加谷类食物，常增加蔬菜、水果等含渣食物；养成定时排便的习惯；避免常用开塞露、肥皂头通便，因为一旦养成习惯，正常的"排便反射"消失，便秘更难纠正。同时，无须常服缓泻药，因为小儿消化功能不完善，用泻药后可能导致腹泻。

小儿遗尿

诊 断 → 对症刮痧 → 健康贴士

小儿遗尿是指3周岁以上的儿童，在睡眠中小便自遗的一种疾病。本病发病与精神因素、大脑发育不全、脊柱裂、蛲虫病等有关。小儿遗尿轻者隔日或数日一次，重者可一夜发生数次，多见于10岁以下的儿童，男孩多于女孩。大部分小儿遗尿者随着年龄增长可以自愈。祖国医学认为，遗尿是由于肾气不足、膀胱失约所致。

【诊断】

白天排尿正常，睡中遗尿形成习惯，多在半夜熟睡时或清晨，轻者数夜一次，重者每夜一次甚至数次。病程久者精神敏感紧张，日间尿频，面色苍白或萎黄，全身乏力。

【对症刮痧】

选穴

肾俞、关元、天枢、尺泽、足三里、三阴交。

方法

（1）用面刮法刮拭孩子背部两侧腰部的肾俞，用同样方法刮拭孩子下腹部的关元至天枢。

（2）用面刮法由上而下刮拭肘部的尺泽穴，用平面按揉法刮拭孩子小腿正前方的足三里和小腿内侧的三阴交。

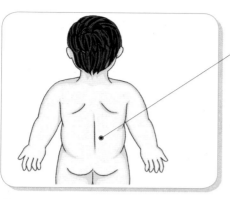

❶ 肾俞穴　在腰部，当第2腰椎棘突下，旁开1.5寸。

❷ 天枢穴　在腹中部，平脐中，距脐中2寸。

❸ 尺泽穴　在肘横纹中，肱二头肌腱桡侧凹陷处。

❹ 关元穴　在下腹部，前正中线上，当脐中下3寸。

❺ 足三里　在小腿前外侧，当犊鼻下3寸，距胫骨前缘1横指（中指）。

❻ 三阴交　在小腿内侧，当足内踝尖上3寸，胫骨内侧缘后方。

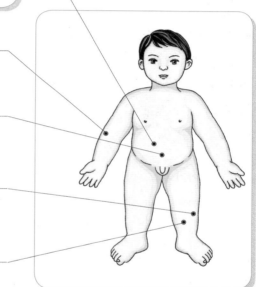

健康贴士

遗尿孩子应从下午4点以后就不再吃流质饮食。菜里面少放些盐，让孩子少喝水。临睡前尽可能排空膀胱内的尿液。告诉孩子白天要多吃流质的东西，多喝水，使膀胱内容量增加，然后鼓励孩子白天憋尿，尽可能延长排尿时间。孩子上床睡觉后让其闭上眼睛，想象夜里一有尿意就要自己起床小便，一直想到睡着为止。这样，孩子往往在夜里有尿意时会自觉地醒来小便。在孩子睡觉前，不要让孩子看惊险的电影或电视，也不要给孩子讲让使其"激动"的故事。

小儿惊厥

诊　断 → 对症刮痧 → 健康贴士

惊厥又称抽风，是小儿时期较常见的紧急症状，多由高热、脑炎、中毒等所致。惊厥反复发作或持续时间过长，可引起脑缺氧性损害、脑肿，甚至引起呼吸衰竭而死亡。本病初发的表现是意识突然丧失，同时有全身或局限于某一肢体的抽动，多伴有双眼上翻、凝视或斜视，也可有吐白沫和大小便失禁现象发生。中医学专家认为，惊厥是惊风发作时的症候。

【诊断】

常由细菌、病毒感染所致，如上感、肺炎、百日咳、伤寒、痢疾等疾病，可使小儿中毒而发生惊厥。惊厥发生与季节往往存在着密不可分的关系。不同年龄的小儿，引起惊厥的原因往往存在一定差异。

【对症刮痧】

选穴

大椎、曲池、阳陵泉、足三里、太冲。

方法

（1）用角刮法刮拭孩子背部的大椎。

（2）用面刮法刮拭上肢部的曲池，再用面刮法或平面按揉法刮拭孩子下肢部的阳陵泉、足三里，用垂直按揉法刮拭足部的太冲。

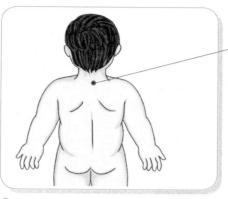

❶ 大椎穴　在后正中线上，第7颈椎棘突下凹陷中。

❷ 曲池穴　在肘横纹外侧端，屈肘，当尺泽与肱骨外上髁连线中点。

❸ 阳陵泉　在小腿外侧，当腓骨小头前下方凹陷处。

❹ 足三里　在小腿前外侧，当犊鼻下3寸，距胫骨前缘1横指（中指）。

❺ 太冲穴　在足背侧，当第1跖骨间隙的后方凹陷处。

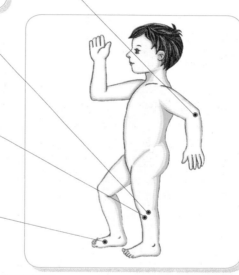

健康贴士

　　发现孩子惊厥无须惊慌失措，应先把其放到平坦、宽敞的地方，将头偏向一侧，同时解开衣领，使其呼吸道通畅；务必注意孩子安全，预防孩子从床上或桌椅上摔下；对已出牙较多的小患者，要预防咬伤舌头及口唇，可用压舌板、筷子或匙柄将口扩开；用拇指掐压患儿的人中穴，同时取一筷子，外面包一层清洁的纱布，插在两侧或一侧上下大牙之间，防止舌咬伤以及舌后坠引起的窒息；孩子以前有高热抽风史的，家长应准备一些适合小儿用的退热及镇定药，小儿一出现发热立即服用；紧急处理之后，家长应立即把患儿送到医院，做进一步检查。

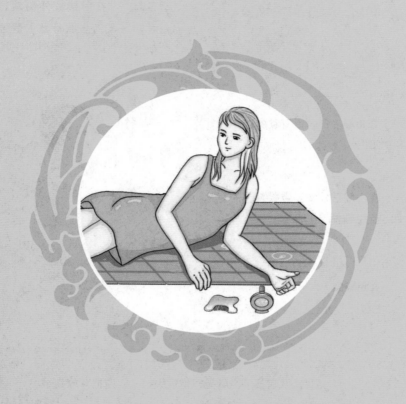

第十一章

调治五官科病怎么刮

　　五官集中于人体头部，可谓各系统的指挥所、司令部。它的正常、高效运转，需要有力支撑；它的维护、保养，依赖有效手段。因此，对五官部的各种疾病诊断治疗，必须做到正确、无误、及时、迅速且较少负面效应。而刮痧对于耳、鼻、眼、舌、口疾患而言，正是一种较佳选择。

沙眼

诊　断 → 对症刮痧 → 健康贴士

沙眼是一种常见的感染性眼病，是由微生物沙眼衣原体引起的一种慢性传染性结膜角膜炎。因其在睑结膜表面形成粗糙不平的外观，形似沙粒，故名沙眼。

【诊断】

沙眼轻度患者可以无自觉症状，或仅有轻微刺痒、异物感和少量分泌物。重度患者可侵犯角膜，出现怕光、流泪、疼痛等刺激症状与不同程度的视力障碍。增生的滤疱呈灰黄色，半透明、胶样、半球形隆起、大小不等、排列不整齐，易被压破，挤出胶样物。如滤疱过度增殖，可互相融合成条状，角膜上缘出现半月形灰白区血管网充血，发生新的血管，伸入角膜内。各新生的血管之间伴有灰白色点状浸润，称为角膜血管翳。沙眼晚期可出现许多严重并发症和后遗症，如睑内翻倒睫、角膜混浊、上睑下垂、沙眼干燥症、泪道阻塞及慢性泪囊炎，严重的可导致失明。

【对症刮痧】

选穴

头颈部：阳白、瞳子髎、睛明。

背部：脾俞、胃俞。

上肢部：曲池。

下肢部：血海、足三里、太冲。

方法

（1）用面刮法依次对头颈部的阳白、瞳子髎、睛明进行刮拭。

（2）用平面刮法由上而下对背部两侧脾俞至胃俞进行刮拭。

（3）以面刮法结合按揉法对上肢部的曲池予以刮拭，再以同样刮法对位于下肢部的血海、足三里、太冲穴进行刮拭。

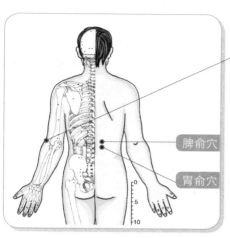

❶ 曲池穴　在肘横纹外侧端，屈肘，当尺泽与肱骨外上髁连线中点。

脾俞穴

胃俞穴

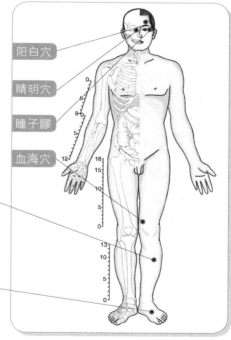

阳白穴

睛明穴

瞳子髎

血海穴

❷ 足三里　在小腿前外侧，当犊鼻下3寸，距胫骨前缘1横指（中指）。

❸ 太冲穴　在足背侧，当第1跖骨间隙的后方凹陷处。

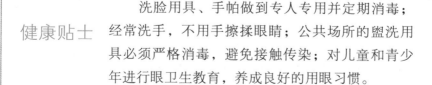

健康贴士　　洗脸用具、手帕做到专人专用并定期消毒；经常洗手，不用手擦揉眼睛；公共场所的盥洗用具必须严格消毒，避免接触传染；对儿童和青少年进行眼卫生教育，养成良好的用眼习惯。

青光眼

诊　断 → 对症刮痧 → 健康贴士

青光眼是指由眼压升高而引起视神经损害和视野缺损的眼病，为眼科中较严重、可致盲的眼病之一。正常情况下，眼内有透明的液体叫房水，其可润养眼内组织，并维持眼内1.3~2.8千帕的压力，叫眼压。因房水不断生成，又不断排出，保持着动态平衡，所以眼压比较稳定。但是，如生成过多或排出受阻，便会使眼压升高，超过一定程度，就会造成青光眼。

【诊断】

眼睛酸胀，有疼痛感，时常伴有头痛的发生；虹视，即在看发光体时，周围会出现彩虹似的光环；眼球变硬，缺乏活力与弹性；视力下降，视野缺损。

【对症刮痧】

选穴

头颈部：阳白、攒竹、睛明、瞳子髎、太阳、四白、风池、丝竹空。

上肢部：内关、外关、合谷。

下肢部：足三里。

方法

（1）开角型青光眼：首先，用面刮法对头颈部阳白、攒竹、睛明、瞳子髎、太阳、四白、风池进行刮拭；而后，同样以面刮法分别对上肢的内关、外关、合谷及下肢的足三里进行刮拭。

（2）闭角型青光眼：首先，以面刮法对头颈部的睛明、攒竹、丝竹空、太阳穴进行刮拭；随后，可以面刮法和按揉法相结合的方法对上肢的外关、合谷予以刮拭。

❶
阳白穴　在前额部，当瞳孔直上，眉上1寸。

❷
攒竹穴　在面部，当眉头陷中，眶上切迹处。

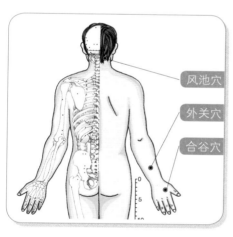

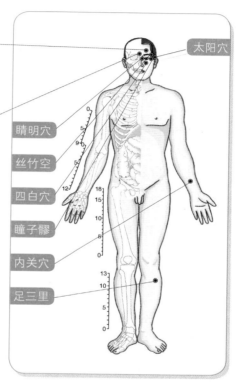

太阳穴

晴明穴

丝竹空

四白穴

瞳子髎

内关穴

足三里

风池穴

外关穴

合谷穴

健康贴士

（1）多服蜂蜜：蜂蜜是一种高渗剂，服后能使血液渗透压增高，以吸收眼内水分，降低眼压。

（2）饮食宜清淡：饮食应以素食为主，忌热性和过分油腻的食物；为降低眼压，每天要坚持少喝水并减少盐的摄入；严禁抽烟、喝酒，同时不宜食用辛辣等刺激性食物，以防症状加剧。

目赤肿痛

目赤肿痛的症状为眼睛突然红肿、疼痛、怕光流泪、有异物感、分泌物增多。大多数病患因眼结膜被细菌感染所引起。古代文献根据发病原因、症状急重和流行性，又称"风热眼""暴风客热""天行赤眼"等。

【诊断】

它多因外感风热时邪，侵袭目窍，郁而不宣；或因肝胆火盛，循经上扰，以致经脉闭阻，血壅气滞，骤然发生。伴有头痛、发热、脉浮数者为风热型；口苦、烦热、便秘、脉弦滑者属肝胆火盛型。

【对症刮痧】

选穴

头面部：上星、睛明、太阳。

项背部：风池、大椎、膈俞、肝俞。

上、下肢部：合谷、少商、太冲、侠溪。

方法

（1）以面刮法对头面部的上星、睛明、太阳进行刮拭。

（2）以面刮法对项背部的风池、大椎、膈俞、肝俞刮拭。

（3）以按揉对上肢部的合谷、少商刮拭；以面刮法对下肢部的太冲、侠溪刮拭。

❶ 上星穴　在头部，当前发际正中直上 1 寸。

❷ 睛明穴　在面部，目内眦角稍上方凹陷处。

❸ 太阳穴　在颞部，当眉梢与目外眦之间，向后约 1 横指的凹陷处。

❹ 侠溪穴　在足背外侧，当第 4、第 5 趾间，趾蹼缘后方赤白肉际处。

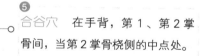

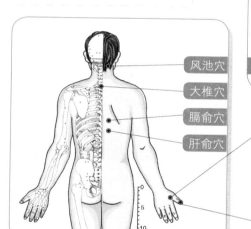

❺ 合谷穴　在手背，第 1、第 2 掌骨间，当第 2 掌骨桡侧的中点处。

❻ 少商穴　在手拇指末节桡侧，距指甲角 0.1 寸。

风池穴
大椎穴
膈俞穴
肝俞穴

太冲穴

健康贴士

避免眼部外伤，如有倒睫或慢性泪囊炎者，宜及早治疗；异物进入眼睛处理时应注意无菌操作，严格消毒；保持良好情绪，勿躁勿怒，以免加重病情；忌食辛辣、煎炸、烧烤及腥发之物，以避免助热生火；发病期间，多闭目静养，尤其不宜在暗室和夜间或强光下使用目力。

鼻炎

　　鼻炎是指鼻腔黏膜和黏膜下组织的炎症，根据发病的急缓及病程的长短，可分为急性鼻炎和慢性鼻炎。此外，还有一种十分常见的与外界环境有关的过敏性鼻炎。急性鼻炎中医称为"伤风鼻塞"，机理为风寒或风热之邪入侵、上犯鼻窍、宣降失常、清窍不利；而慢性鼻炎作为一种常见的鼻腔和黏膜下层慢性炎症，则多由急性鼻炎反复发作或治疗不彻底所致。

【诊断】

　　急性鼻炎起病时有轻度恶寒发热，全身不适，鼻咽部有灼热感，鼻内发干、发痒、打喷嚏。慢性鼻炎以鼻塞、嗅觉失灵为特征。慢性单纯性鼻炎白天活动时鼻塞减轻，而夜间、静坐时鼻塞加重，侧卧时，居下侧之鼻腔阻塞、上侧鼻腔通气良好；当卧向另侧后，鼻塞又出现于另侧鼻腔。过敏性鼻炎的临床特征为反复发作性鼻痒、喷嚏、流大量清涕以及发作时鼻黏膜苍白，呈季节性或常年性发作。

【对症刮痧】

选穴

头颈部：上星、印堂、攒竹、太阳、迎香、百会、通天、风池。

胸部：中府、膻中。

上肢部：尺泽、列缺、合谷。

方法

　　（1）急性鼻炎：用面刮法刮拭头部的上星、风池，用平面按揉法按揉脸部的印堂、太阳、迎香，用平面刮法刮拭胸部的中府、膻中穴，用平面刮法由上而下刮拭上肢的尺泽至列缺，用平面按揉法按揉合谷。

（2）慢性鼻炎：用水牛角刮痧梳刮拭头部的百会、通天、上星、风池，用平面按揉法分别刮拭面部的印堂、攒竹、太阳、迎香，以垂直按揉法按揉上肢部的合谷。

❶
上星穴　在头部，当前发际正中直上1寸。

❷
印堂穴　位于人体前额部，当两眉头间连线与前正中线之交点处。

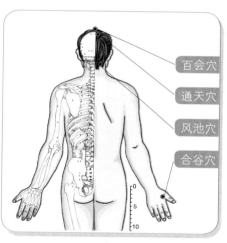

百会穴
通天穴
风池穴
合谷穴

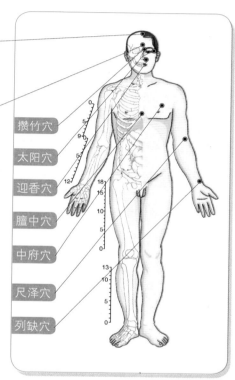

攒竹穴
太阳穴
迎香穴
膻中穴
中府穴
尺泽穴
列缺穴

健康贴士　　劳逸结合，防止过度疲劳；注意锻炼，特别是多做户外活动；常用冷水洗脸、洗鼻或冷水浴，以增强对寒冷的适应力；在流感期间到公共场所应戴口罩，预防上呼吸道感染；在流感时期可烧醋熏居室，保持室内空气新鲜，必要时服用药物预防；积极防治全身慢性疾病，及时治疗鼻腔邻近组织的疾病，如扁桃体炎、咽喉炎等。

鼻窦炎

诊　断 → 对症刮痧 → 健康贴士

鼻窦炎是鼻窦黏膜的非特异性炎症，为一种鼻科常见多发病。所谓鼻窦，是鼻腔周围面颅骨的含气空腔，左右分为四对，分别称为额窦、上颌窦、筛窦、蝶窦。因其解剖特点，各窦可以单独发病，也可以形成多鼻窦炎或全鼻窦炎。鼻窦炎分为急性与慢性两种。常见致病细菌为链球菌、葡萄球菌、肺炎球菌等。

【诊断】

急性鼻窦炎的症状与急性鼻炎相似，鼻堵塞很明显，鼻分泌物较多，呈脓性。头痛是鼻窦炎的突出症状。慢性鼻窦炎以流脓鼻涕为主要症状，头痛不太显著，主要为头部闷胀、沉重感，儿童还可有智力差、精神不集中等症状。

【对症刮痧】

选穴

头颈部：百会、囟会、上星、印堂、睛明、迎香、四白、风池。

背部：肺俞。

上肢部：曲池、列缺、合谷。

上肢部：足三里、行间。

方法

（1）用水牛角刮痧梳由百会起，依次刮拭百会、囟会至上星，用面刮法刮拭风池，用点按法刮拭脸部的印堂、睛明、迎香、四白。

（2）用平面刮法刮拭背部的肺俞，用同样的刮法刮拭上肢部的曲池、列缺，用垂直按揉法刮拭合谷。

（3）用面刮法刮拭下肢部的足三里，用垂直按揉法按揉脚部的行间。

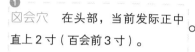

❶ 囟会穴　在头部，当前发际正中直上2寸（百会前3寸）。

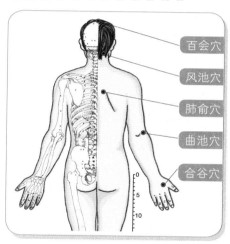

百会穴
风池穴
肺俞穴
曲池穴
合谷穴

上星穴
印堂穴
睛明穴
迎香穴
四白穴
列缺穴
足三里

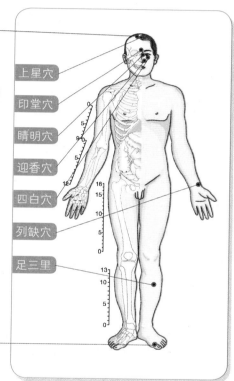

❷ 行间穴　在足背侧，当第1、第2趾间，趾蹼缘的后方赤白肉际处。

健康贴士　积极预防感冒，在上呼吸道感染期及时治疗；治疗邻近病灶，如慢性扁桃体炎等；清洁鼻腔，去除积留的脓涕，保持鼻腔通畅；面对环境粉尘、污染，应戴口罩，避免细菌进入鼻腔；禁食辛辣刺激食物，戒除烟酒。

咽喉肿痛

诊　断 → 对症刮痧 → 健康贴士

咽喉肿痛是指咽喉部红肿疼痛的症状。多见于外感及咽喉部疾病。咽接食管，通于胃；喉接气管，通于肺。如外感风热之邪熏灼肺系或肺、胃二经郁热上壅，而致咽喉肿痛，属实热证；如肾阴不能上润咽喉，虚火上炎，亦可致咽喉肿痛，属阴虚证。

【诊断】

本病主要由于细菌入侵扁桃体引起，多发生在疲劳、感冒、受凉、肌体抵抗力下降时。检查时可见咽部出血、颌下淋巴结肿大并有压痛感。此病可能成为风湿热和肾炎的诱因，不可等闲视之。

【对症刮痧】

选穴

头部：风池。

背部：大椎、风门、肺俞。

上肢部：曲池、尺泽、列缺、合谷。

下肢部：丰隆、太溪、水泉、冲阳。

方法

（1）用单角刮法刮拭头部两侧的风池，再用面刮法由上而下刮拭背部大椎和背部两侧的风门至肺俞。

（2）用面刮法刮拭上肢部的曲池、尺泽、列缺，用平面按揉法按揉手背的合谷。

（3）用面刮法刮拭下肢部的丰隆、冲阳，用平面按揉法按揉太溪、水泉。

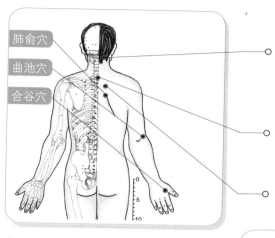

① 风池穴　在项部，当枕骨之下，与风府相平，胸锁乳突肌与斜方肌上端之间的凹陷处。

② 大椎穴　在后正中线上，第7颈椎棘突下凹陷中。

③ 风门穴　在背部，当第2胸椎棘突下，旁开1.5寸。

④ 尺泽穴　在肘横纹中，肱二头肌腱桡侧凹陷处。

⑤ 列缺穴　在前臂桡侧缘，桡骨茎突上方，腕横纹上1.5寸，当肱桡肌与拇长展肌腱之间。

⑥ 水泉穴　在足内侧，内踝后下方，当太溪直下1寸，跟骨结节的内侧凹陷处。

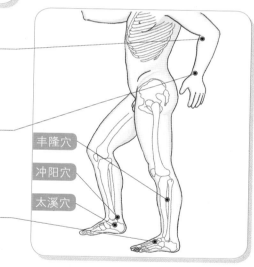

健康贴士

（1）食醋治疗：若喉咙肿痛，用醋加同量的水漱口即可减轻疼痛。

（2）炒盐治疗：将盐炒熟研细，吹入喉中，吐出涎水，可消炎止痛。

（3）生梨治疗：常吃生梨能防治口舌生疮和咽喉肿痛。

（4）丝瓜汁治疗：嫩丝瓜捣烂挤汁，频频含漱，可治咽喉肿痛。

耳鸣

诊　断 → 对症刮痧 → 健康贴士

耳鸣是一种常见症状，为听觉机能紊乱所致。它可以是多种疾病的伴随症状，受疲劳、休息、月经、变态反应以及头部微循环改变等因素影响而变化。按照中医理论，耳鸣实少虚多且以肾虚最为常见。但是，认真追究起来，引起耳鸣的原因尚有多种。

【诊断】

耳鸣时作时止，劳累后加重，或按之耳鸣减轻，或耳鸣逐渐加重的多为虚证；持续耳鸣，按之不减则多为实证。虚证多见头晕、眼花、腰背酸痛、神倦脉细；实证则多见头部胀痛、鼻塞、口苦、咽干、胁痛、苔腻、脉滑数。

【对症刮痧】

选穴

头部：听会、翳风。

背部：大椎、身柱、膈俞、肝俞、肾俞。

腹部：关元。

上肢部：外关、合谷、中渚、关冲、劳宫。

下肢部：足三里、丰隆、丘墟、侠溪、太冲、行间。

方法

（1）用平面按揉法按揉头部的听会、翳风。

（2）用面刮法由上而下刮拭背部大椎至身柱，再用同样的方法分段刮拭背部两侧的膈俞、肝俞至肾俞，用平面按揉法按揉腹部的关元。

（3）用面刮法刮拭上肢部的外关、关冲，用垂直按揉法按揉合谷、中渚、劳宫。

（4）用面刮法刮拭下肢的足三里、丰隆、侠溪、太冲、行间。

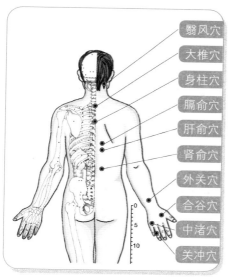

翳风穴
大椎穴
身柱穴
膈俞穴
肝俞穴
肾俞穴
外关穴
合谷穴
中渚穴
关冲穴

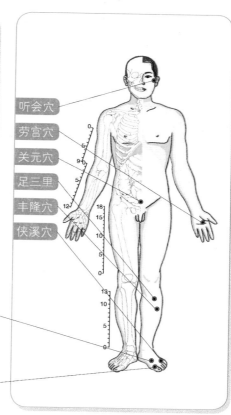

听会穴
劳宫穴
关元穴
足三里
丰隆穴
侠溪穴

❶
太冲穴　在足背侧，当第1跖骨间隙的后方凹陷处。

❷
行间穴　在足背侧，当第1、第2趾间，趾蹼缘的后方赤白肉际处。

健康贴士　　树立乐观豁达的生活态度，培养多种兴趣爱好，分散对耳鸣的注意力；少饮酒、少抽烟，生活要有规律；失眠与耳鸣存在密切关系，生活中要确保充足的睡眠，以有效缓解耳鸣。

牙 痛

诊　断 → 对症刮痧 → 增效食疗方

　　牙痛是指以牙齿及牙龈红肿疼痛为主要表现的病症，为口腔疾患中常见的症状之一，可见于西医学的龋齿、牙髓炎、根尖周围炎和牙本质过敏等。遇冷、热、酸、甜等刺激时牙痛发作或加重，属中医的"牙宣""骨槽风"范畴。

【诊断】

　　牙痛多因平素口腔不洁或过食膏粱厚味、胃腑积热、胃火上冲，或风火邪毒侵犯、伤及牙齿，或肾阴亏损、虚火上炎、灼烁牙龈等引起。常见症型包括：风火牙痛、胃火牙痛、火牙痛等。

【对症刮痧】

选穴

头部：下关、颊车、风池。

上肢部：外关、合谷、劳宫。

下肢部：太冲、行间、太溪、内庭。

方法

（1）用单角刮法刮拭头部的风池，用面刮法刮拭头部的下关、颊车。

（2）用面刮法刮拭上肢部的外关，用平面按揉法按揉手部的合谷与劳宫。

（3）用平面按揉法按揉脚踝的太溪，用垂直按揉法按揉脚背的太冲、行间、内庭。

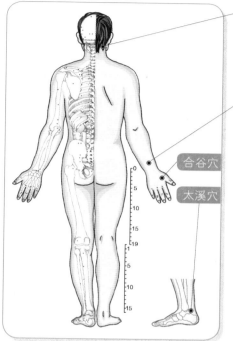

合谷穴

太溪穴

❶
风池穴　在项部，当枕骨之下，与风府相平，胸锁乳突肌与斜方肌上端之间的凹陷处。

❷
外关穴　在前臂背侧，当阳池与肘尖的连线上，腕背横纹上2寸，尺骨与桡骨之间。

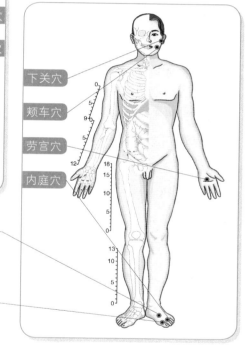

下关穴

颊车穴

劳宫穴

内庭穴

❸
太冲穴　在足背侧，当第1跖骨间隙的后方凹陷处。

❹
行间穴　在足背侧，当第1、第2趾间，趾蹼缘的后方赤白肉际处。

增效食疗方

　　杨柳根炖瘦肉：垂杨柳根30克，瘦猪肉150克，葱、姜、料酒、盐、味精各适量。将杨柳根洗净，切条；猪肉切小块，同放砂锅内，加葱、姜、料酒及水适量，用文火炖，待肉熟时加盐、味精调味。食肉饮汤，每日1次。有滋阴润燥，祛风清热，清肺止痛之功，适用于风火牙痛、虚火牙痛及牙龈炎等疾患。

龋 齿

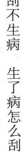

诊 断 → 对症刮痧 → 健康贴士

  龋齿是牙齿的硬组织（牙釉质、牙本质、牙骨质）在致龋细菌和食物的共同作用下逐渐被破坏的一种慢性疾病，俗称"虫牙""蛀牙"，是口腔中最常见、最多发的疾病。龋齿不仅使牙齿缺损，而且常伴有不同程度的疼痛、咀嚼功能障碍等，严重的还可以引起牙髓炎、根尖周炎、牙槽脓肿等。

【诊断】

  检查可发现在牙齿表面的窝沟处探测有阻力，在平滑面上，探针移动有粗糙感；随着病程的发展，龋洞侵犯到牙本质浅层时，对冷热刺激较为敏感；侵入牙本质深层时，温度与化学刺激均能引起牙痛；龋洞继续发展，接近牙髓腔可引起牙髓炎，发生阵发性的剧烈牙痛；再继续发展到牙根尖周围而引起发炎时，就会出现持续性跳痛。

【对症刮痧】

选穴

面部：下关、颊车。

上肢部：列缺、合谷。

下肢部：内庭。

方法

（1）用面刮法刮拭面部的下关、颊车。

（2）用面刮法刮拭上肢手腕部的列缺，用平面按揉法按揉手部的合谷。

（3）用垂直按揉法按揉脚背的内庭。

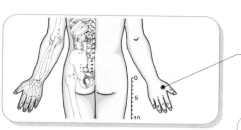

❶ 合谷穴　在手背，第1、第2掌骨间，当第2掌骨桡侧的中点处。

❷ 下关穴　在面部耳前方，当颧弓与下颌切迹所形成的凹陷中。

❸ 颊车穴　在面颊部，下颌角前上方约1横指(中指)，当咀嚼时咬肌隆起，按之凹陷处。

❹ 列缺穴　在前臂桡侧缘，桡骨茎突上方，腕横纹上1.5寸，当肱桡肌与拇长展肌腱之间。

❺ 内庭穴　在足背，第2、第3趾趾间缝纹端。

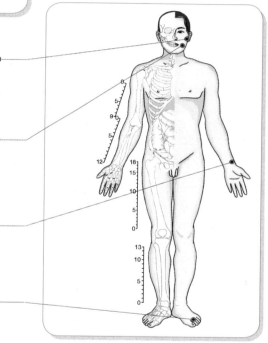

健康贴士　　婴幼儿应吃营养丰富、多样化的食物，以促进颌骨发育；保持良好的口腔卫生，养成早晚刷牙、饭后漱口的好习惯；使用含氟牙膏，经常用氟水漱口，不断增强牙齿抗龋能力；窝沟封闭是预防龋病发生的一种有效方法：乳磨牙3~4岁，第一恒磨牙6~7岁，第二恒磨牙11~13岁时为最适宜封闭的时间。

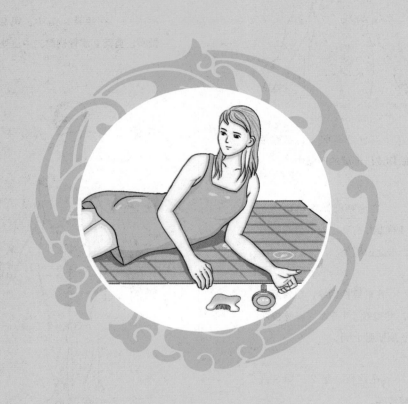

第十二章

调治皮肤病怎么刮

　　各种皮肤病不仅影响人的美观，还会使人倍感无奈，产生自卑心理。尤其是在极注重外在形象的现代社会，皮肤病反复发作往往令许多人烦恼倍增。显而易见，药物治疗是一种选择，而一法多治的刮痧疗法则是你对症治疗的另一种选择，不仅安全、方便，还能根治皮肤病。

痤疮

诊 断 → 对症刮痧 → 增效食疗方

痤疮俗称粉刺，是毛囊皮脂腺的慢性炎症性疾病。雄性激素分泌增加使皮脂腺肥大，皮脂分泌增多，毛囊皮脂腺导管角化栓塞，皮脂瘀积，被棒状杆菌分解，产生非酯化脂肪酸破坏毛囊壁，引起炎症。另外，饮食、气候、化学物质刺激可以诱发本病。本病多发生于青春期男女，男性多于女性，青春期过后，大多自然痊愈或减轻。其基本病机为素体阳热偏盛，加上青春期生机旺盛，营血日渐偏热，血热外壅，气血瘀滞，蕴阻肌肤。

【诊断】

痤疮好发于面、胸、肩胛间等皮脂腺发达部位。皮损初起为圆锥形丘疹，与皮肤颜色一样，内含淡黄色皮脂栓。如毛囊口开放，皮脂栓顶端干燥污染而呈黑色，叫黑头粉刺。如毛囊口封闭或有细菌感染，可形成脓疱、结节、囊肿。多无自觉症状或微痒。病程较长，时轻时重，多数到25~30岁逐渐自愈。

【对症刮痧】

选穴

头颈部：百会、攒竹、风池。

背部：肺俞、心俞、肝俞、脾俞、肾俞。

上肢部：曲池。

下肢部：足三里、丰隆、阴陵泉、三阴交、厉兑、内庭。

方法

（1）用平面按揉法点按百会、攒竹、风池。

（2）用平面刮法由上而下分段刮拭背部两侧的肺俞、心俞、肝俞、脾俞至肾俞。

（3）用平面刮法刮拭上肢部的曲池，由上而下刮拭下肢部的足三里至丰隆，用平面按揉法分别按揉阴陵泉、三阴交，用垂直按揉法按揉厉兑和内庭。

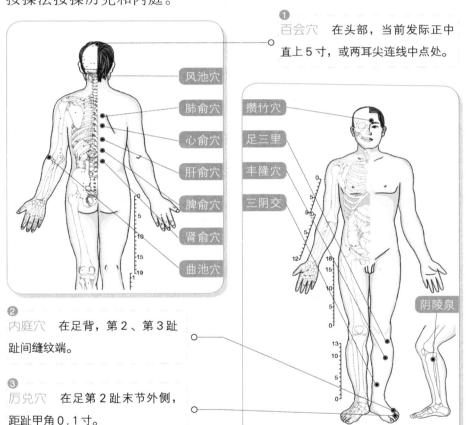

❶ 百会穴　在头部，当前发际正中直上5寸，或两耳尖连线中点处。

风池穴
肺俞穴
心俞穴
肝俞穴
脾俞穴
肾俞穴
曲池穴

攒竹穴
足三里
丰隆穴
三阴交

阴陵泉

❷ 内庭穴　在足背，第2、第3趾趾间缝纹端。

❸ 厉兑穴　在足第2趾末节外侧，距趾甲角0.1寸。

增效食疗方

石膏莲子粥：石膏40克，莲子27克，枇杷叶、菊花各13克，糙米75克。将糙米、莲子淘净，其余做成药包，加清水适量煮至粥熟后，去药包服食，每日1剂。可清热泻肺，解毒散结。适用于痤疮。

酒渣鼻

诊　断 → 对症刮痧 → 健康贴士

酒渣鼻俗称"红鼻子"，是发生于面部中央和鼻部红赤，并伴有局部组织增生肥厚的皮肤病。多见于中年男女。其临床特征为：颜面中央部、鼻部潮红、丘疹、脓疱，并伴有局部毛细血管扩张，皮脂腺和结缔组织增生。中医称本病为"酒糟鼻"，其基本病机为肺热胃火上攻所致。

【诊断】

酒渣鼻的患者在临床上的表现一般可以分为三个阶段：

（1）红斑与毛细血管扩张期：即发病时，首先表现为鼻部及周围皮肤潮红、油光发亮、面部两侧对称，毛细血管逐渐扩张和毛囊扩大，可持续几个月到几年。

（2）丘疹期：鼻尖常有圆形暗红色针头至黄豆大小的水肿性毛囊丘疹和脓疱，有时会有类似痤疮的表现。严重的患者丘疹可发生在颈部、肩、胸或上臂，甚至大腿、足部。

（3）肥大期：多见于40岁以后的男性。此时出现的皮肤损害为鼻尖和鼻翼两侧高出皮肤的皮赘，大小不等、高低不平的柔软结节，最终导致鼻部畸形鼻赘。

【对症刮痧】

选穴

头颈部：印堂、丝竹空、颧髎、迎香、承浆。

上肢部：列缺、支沟、养老、合谷。

下肢部：血海、足三里、三阴交、内庭。

方法

（1）用平面刮法刮拭面部的印堂至丝竹空、颧髎，用平面按揉法按揉鼻子两侧的迎香、承浆。

（2）用平面刮法刮拭上肢的列缺、支沟至养老，用垂直按揉法按揉手部的合谷。

（3）用平面刮法刮拭下肢的血海、足三里、三阴交，用垂直按揉法按揉脚部的内庭。

 丝竹空 在面部，当眉梢凹陷处。

颧髎穴 在面部，当目外眦直下，颧骨下缘凹陷处。

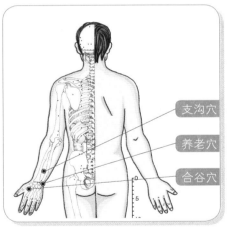

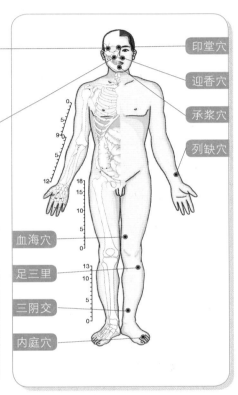

支沟穴
养老穴
合谷穴

印堂穴
迎香穴
承浆穴
列缺穴

血海穴
足三里
三阴交
内庭穴

健康贴士

（1）绝经期的女性和青春期的男性，应注意合理饮食，如少吃油炸、油煎及肥肉和辣椒、咖啡、可可、酒、浓茶等刺激性食物。

（2）可经常用硫磺香皂清洗面部，冬季时应注意鼻部防冻，可用手经常轻轻搓揉鼻部，促进血液循环，减少酒渣鼻的发生。

（3）如有螨虫感染，应及时外用或内服杀螨虫的药物，避免病情的进一步加重。

银屑病

诊　断 → 对症刮痧 → 健康贴士

　　银屑病俗称"牛皮癣"，是一种常见并易复发的慢性炎症性皮肤病。虽叫"癣"，但并不是真菌感染所致，其病因尚不完全明确，主要与遗传、免疫功能紊乱、感染、代谢障碍等有关。

【诊断】

　　银屑病有寻常型、脓疱型、关节型和红皮病型之分，以寻常型最为多见。本病多呈急性发作，慢性经过，倾向复发。皮损好发于肘、膝关节伸侧和头部，少数患者指（趾）甲和黏膜亦可被侵。中医称本病为"白疕""干癣""松皮癣"，其基本病机为营血不足、化燥生风、肌肤失养。

【对症刮痧】

选穴

背部：肺俞、肝俞、肾俞。

头颈部：风池。

上肢部：内关、神门。

下肢部：血海、三阴交、足三里、飞扬。

方法

　　（1）用平面刮法由上而下分段刮拭背部两侧的肺俞、肝俞至肾俞。

　　（2）用平面刮法分别刮拭风池、内关、神门穴。

（3）用平面按揉法点按下肢的血海、三阴交，用平面刮法刮拭下肢的足三里及飞扬。

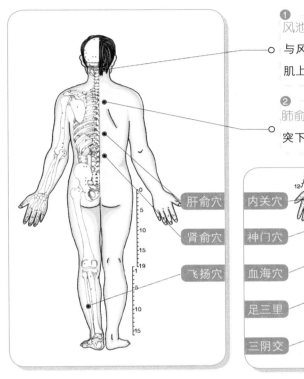

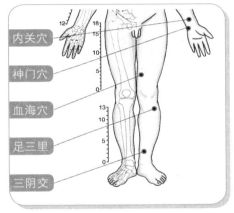

① 风池穴 在项部，当枕骨之下，与风府相平，胸锁乳突肌与斜方肌上端之间的凹陷处。

② 肺俞穴 在背部，当第3胸椎棘突下，旁开1.5寸。

肝俞穴

肾俞穴

飞扬穴

内关穴

神门穴

血海穴

足三里

三阴交

健康贴士

（1）避免物理性、化学性物质的刺激，防止外伤和滥用药物。

（2）要注意避免上呼吸道感染及清除感染性病灶。

（3）因感冒、发热或过度劳累后全身突然出现点状红斑，表面有白色鳞屑，应立即到医院就诊。发病初期用大量抗生素往往得到很好的疗效，配合中西医治疗后，不易复发。

（4）急性期不要用热水、肥皂洗，以免刺激皮肤后引起大面积皮疹发生。

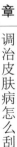

第十二章 调治皮肤病怎么刮

皮肤瘙痒症

诊　断 → 对症刮痧 → 健康贴士

皮肤瘙痒症是指皮肤无原发性损害，只有瘙痒及因瘙痒而引起的继发性损害的一种皮肤病。本病好发于老年人及成年人，多见于冬季。中医学属"风瘙痒""痒风"等范畴。

【诊断】

根据临床表现，皮肤瘙痒症可分全身性皮肤瘙痒症和局限性皮肤瘙痒症两种。前者周身皆可发痒，部位不定，此起彼伏，常为阵发性，以夜间为重，患者因痒而搔抓不止，皮肤常有抓痕、血痂、色素沉着等；后者瘙痒仅局限于某一部位，常见于肛门、外阴、头部、腿部、掌部等。

【对症刮痧】

选穴

背部：肾俞。

腹部：关元。

上肢部：曲池、合谷。

下肢部：阴廉、阴包、血海、足三里、委中、承山。

方法

（1）用平面刮法分别刮拭背部两侧的肾俞，用平面刮法刮拭腹部的关元。

（2）用平面刮法刮拭上肢的曲池，用单角刮法或平面按揉法刮拭或按揉手部的合谷。

（3）用平面刮法由上而下分段刮拭阴廉、阴包至血海，用平面刮法刮拭下肢的足三里，再由上而下刮拭下肢的委中至承山。

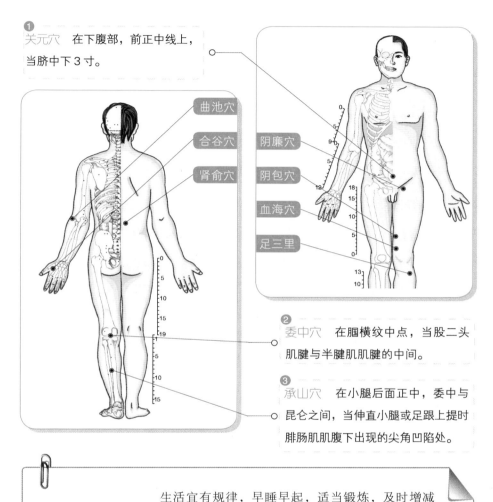

❶ 关元穴　在下腹部，前正中线上，当脐中下3寸。

曲池穴

合谷穴

肾俞穴

阴廉穴

阴包穴

血海穴

足三里

❷ 委中穴　在腘横纹中点，当股二头肌腱与半腱肌肌腱的中间。

❸ 承山穴　在小腿后面正中，委中与昆仑之间，当伸直小腿或足跟上提时腓肠肌肌腹下出现的尖角凹陷处。

健康贴士　　　　生活宜有规律，早睡早起，适当锻炼，及时增减衣服，避免冷热刺激；全身性瘙痒患者应注意减少洗澡次数，洗澡时不要过度搓洗皮肤，不用碱性肥皂；内衣以棉织品为宜，应宽松舒适，避免摩擦；精神放松，避免恼怒忧虑，树立信心；积极寻找病因，去除诱发因素；戒烟、酒、浓茶、咖啡及一切辛辣刺激食物，饮食中适度补充脂肪。

荨麻疹

诊 断 → 对症刮痧 → 健康贴士

荨麻疹是一种常见的过敏性皮肤病，俗称"风疹块"，是一种过敏性皮肤病。常因某种食物、药物、生物制品、病灶感染、精神因素、肠寄生虫、外界冷热等刺激引起。

【诊断】

荨麻疹主要表现为皮肤表面出现大小不等的局限性风团，伴有瘙痒和灼热感，少数患者可有发热、腹痛等症状，特点是骤然发生，迅速消退，愈后不留任何痕迹。根据病程长短可分为急性和慢性两型，急性荨麻疹经数日至数周消退，原因较易追查，除去原因后，迅速消退。慢性荨麻疹反复发作，常经年累月不愈，病因不易追查。

【对症刮痧】

选穴

背部：风府、大椎、膈俞。

上肢部：曲池、合谷。

下肢部：血海、足三里。

方法

（1）用平面刮法刮拭背部的风府、大椎，再分别刮拭背部两侧的膈俞。

（2）用平面刮法刮拭上肢部的曲池，用平面按揉法按揉手部的合谷。

（3）用平面刮法或平面按揉法刮拭或按揉下肢的血海，用平面刮法刮拭足三里。

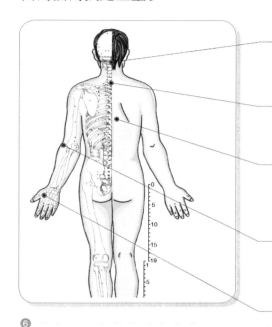

❶
风府穴　在项部，当后发际正中直上1寸，枕外隆凸直下，两侧斜方肌之间凹陷处。

❷
大椎穴　在后正中线上，第7颈椎棘突下凹陷中。

❸
膈俞穴　在背部，当第7胸椎棘突下，旁开1.5寸。

❹
曲池穴　在肘横纹外侧端，屈肘，当尺泽与肱骨外上髁连线中点。

❺
合谷穴　在手背，第1、第2掌骨间，当第2掌骨桡侧的中点处。

❻
血海穴　屈膝，在大腿内侧，髌底内侧端上2寸，当股四头肌内侧头的隆起处。

❼
足三里　在小腿前外侧，当犊鼻下3寸，距胫骨前缘1横指（中指）。

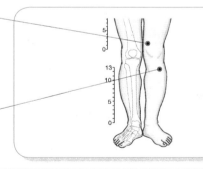

健康贴士

（1）避免接触过敏原。

（2）如对寒冷、日晒过敏者，应采取防护措施。

（3）由感染病灶引起的荨麻疹，应首先控制感染；对慢性荨麻疹反复发作者，应查找病因并去除之。

（4）饮食宜清淡，忌食鱼、虾、蟹等发物。

第十二章 调治皮肤病怎么刮

257

带状疱疹

诊　断 → 对症刮痧 → 健康贴士

带状疱疹是一种由病毒引起的皮肤病，可发生于身体的任何部位，但以腰背为多见，故俗称"串腰龙"。中医认为，本病的发生多因情志内伤、肝郁气滞、日久化火而致肝胆火盛、外受毒邪而发。

【诊断】

患者感染病毒后，往往暂不发生症状，病毒潜伏在脊髓后根神经节的神经元中，在机体免疫功能减退时才引起发病，如感染、肿瘤、外伤、疲劳及使用免疫抑制剂时等。本病好发于三叉神经、椎神经、肋间神经和腰底神经的分布区，初起时患部往往有瘙痒、灼热或痛的感觉，有时有全身不适、发热、食欲不振等前驱期症状，随后有不规则的红斑、斑丘疹出现，很快演变成绿豆大小的集簇状小水疱，疱液澄清，周围绕以红晕。数日内水疱干涸，可有暗黑色结痂，或出现色素沉着。与此同时，不断有新疹出现，新旧疹群依神经走行分布，排列呈带状，故而得"带状疱疹"之名，疹群之间皮肤正常。有些患者皮损完全消退后仍可留有神经痛，多数患者在发病期间疼痛明显，少数患者可无疼痛或仅有轻度痒感。

【对症刮痧】

选穴

头颈部：头维、攒竹、阳白、翳风、颊车、太阳、地仓、下关。

上肢部：曲池、外关、合谷。

下肢部：血海、三阴交、阳陵泉、足三里。

方法

（1）用刮痧梳刮拭头部两侧的头维，用平面刮法分别刮拭面部的攒竹、阳白、翳风、颊车、下关，用平面按揉法分别点揉太阳、地仓。

（2）用平面刮法刮拭上肢部的曲池、外关，用单角刮法或平面按揉法刮拭或按揉合谷。

（3）用平面按揉法按揉下肢的血海、三阴交，用平面刮法分别刮拭阳陵泉、足三里。

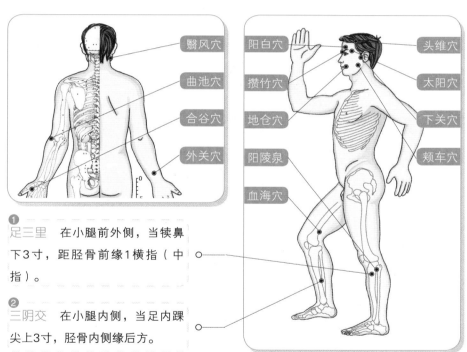

翳风穴
曲池穴
合谷穴
外关穴

阳白穴　头维穴
攒竹穴　太阳穴
地仓穴　下关穴
阳陵泉　颊车穴
血海穴

❶ 足三里　在小腿前外侧，当犊鼻下3寸，距胫骨前缘1横指（中指）。

❷ 三阴交　在小腿内侧，当足内踝尖上3寸，胫骨内侧缘后方。

健康贴士

　　适当休息，保持局部皮肤清洁，以免感染。防止水疱溃破，继发感染，可用龙胆紫药水涂于患处。宜食清淡食物，适当增加营养。如有发烧、全身不适等症状，应及时住院治疗。